PraxisWissen

Traumasensible Arbeit in der Psychiatrie

Psychiatrie Verlag

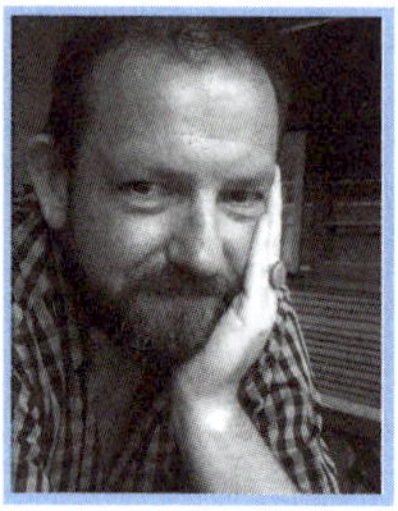

JENS GRÄBENER, Diplom-Psychologe, Systemischer Therapeut und Psychologischer Psychotherapeut, leitet den Berliner Krisendienst/Region West. Er ist unter anderem Mitglied der Deutschen Gesellschaft für Suizidprävention und freiberuflich in der psychotherapeutischen Weiterbildung in den Fachrichtungen Systemische Therapie und Verhaltenstherapie tätig.

PraxisWissen

Jens Gräbener

Traumasensible Arbeit in der Psychiatrie

Psychiatrie Verlag

Die Reihe **Praxis**Wissen wird herausgegeben von:
Michaela Amering, Andreas Bechdolf, Karsten Giertz, Caroline Gurtner, Klaus Obert und Tobias Teismann

Jens Gräbener
Traumasensible Arbeit in der Psychiatrie
PraxisWissen 15
1. Auflage 2024
ISBN (Print): 978-3-96605-231-3
ISBN E-Book (PDF): 978-3-96605-248-1
ISBN E-Book (EPUB): 978-3-96605-249-8

Weitere Bücher zu psychiatrischen Störungen finden Sie im Internet:
www.psychiatrie-verlag.de

Bibliografische Information der Deutschen Nationalbibliothek:
Die Deutsche Nationalbibliothek verzeichnet diese Publikation in der Deutschen Nationalbibliografie; detaillierte bibliografische Daten sind im Internet über http://dnb.d-nb.de abrufbar.

Lektorat: Uwe Britten, Eisenach
Umschlagkonzeption und -gestaltung: studio goe, Düsseldorf
Typografiekonzeption: Iga Bielejec, Nierstein
Satz: Barbara Hoffmann, Leipzig
Druck und Bindung: Westermann Druck, Zwickau

Vorbemerkung

Wir leben in Zeiten, in denen sich das Wissen um psychische Traumata längst nicht mehr auf professionell tätige Fachleute beschränkt, sondern zu einem Teil des gesellschaftlichen Bewusstseins geworden ist. Dies ist durchaus positiv zu bewerten, weil es die Chance bietet, dass traumatisierte Menschen sozial mehr Anerkennung erfahren – für das, was ihnen geschehen ist, und für die Leistung, die sie täglich erbringen müssen, um mit den Folgen umzugehen. Dass sich das gesellschaftliche Bewusstsein um Trauma und seine Folgen mit der Zeit verändert, liegt aber unter anderem auch daran, dass wir im Hilfesystem zunehmend mit diesem Thema konfrontiert sind und Lösungen für und mit den Betroffenen finden müssen.

Die Arbeit mit traumatisierten Patientinnen und Patienten lenkt zwangsläufig die Aufmerksamkeit auf Dinge, die für die meisten Menschen schwer zu ertragen sind – nicht selten auch für uns professionell Tätige. Diese Arbeit kann ungemein bereichern, sie kann aber auch belasten. In der Arbeit mit traumatisierten Menschen machen wir Grenzerfahrungen und stehen oft scheinbar ohnmächtig vor dem Trauma. Traumatisierte Patientinnen und Patienten unterscheiden sich in einem Punkt deutlich von anderen Patientengruppen: Sie haben etwas erlebt, was sie dauerhaft verändert hat, und zwar in einer Umwelt, die sich oft genug wenig oder gar nicht vom Lebensumfeld der professionell Tätigen unterscheidet. Ihre Symptome lassen sich auch nicht auf neurophysiologische Funktionsstörungen oder genetische Dispositionen reduzieren. Das, was diesen Menschen zugestoßen ist, könnte also auch uns zustoßen. Wie würden wir selbst reagieren? Könnten wir lernen, damit umzugehen? Was würde sich für uns und in uns verändern? Wie würde unser soziales Umfeld reagieren? In der Arbeit mit traumatisierten Menschen sind wir so immer auch in Kontakt mit eigenen Ängsten und eigener Verwundbarkeit, mit unseren Grenzen und manchmal auch mit eigenen traumatischen Erfahrungen.

Dieses Buch handelt vom Umgang mit traumatisierten Patientinnen und Patienten. Es versucht, Grundlagenwissen darüber zu vermitteln, was Traumata und Traumafolgen ausmacht. Es greift typische Probleme im professionellen Umgang mit traumatisierten Menschen auf und versucht, Strategien zur Lösung aufzuzeigen. Es soll verständlich machen, warum die Betroffenen so oft Angst vor ihren eigenen Erinnerungen haben, warum die Nähe-Distanz-Balance mit ihnen nicht immer einfach zu finden ist und warum gerade helfende Settings in der großen Gefahr der Retraumatisierung stehen. Es soll uns alle daran erinnern, dass wir bei scheinbarer Ohnmacht dennoch handlungsfähig und wirksam sind. Die besten professionellen Strategien können aber nicht verhindern, dass traumatisierte Menschen professionell Tätige mit ihrem Leid und ihrer Geschichte berühren. Das ist gut so, denn berührbar zu sein und zu bleiben ist eine wesentliche Voraussetzung und Ressource im Umgang mit traumatisierten Patientinnen und Patienten.

Im Buch wird kein »typischer« traumatisierter Mensch definiert, weil es diesen nicht gibt. Zum einen unterscheiden sich die Erlebnisse traumatisierter Patientinnen und Patienten erheblich voneinander. Zum anderen werden diese Erlebnisse individuell verarbeitet, abhängig von den zur Verfügung stehenden Bewältigungsressourcen. Mit traumatisierten Menschen umzugehen bedeutet deshalb immer, jeden als Individuum mit eigener Geschichte, eigenen Bedürfnissen und eigenen Bewältigungsstrategien zu sehen und verstehen zu müssen.

Dieses Buch richtet sich in erster Linie an psychiatrisch Tätige, die in ihrem professionellen Arbeitskontext auf traumatisierte Patientinnen und Patienten treffen. Es ist somit nicht speziell für Traumatherapeutinnen und Traumatherapeuten gedacht. Darüber hinaus kann es hilfreich sein für all jene, die außerhalb des Arbeitsfeldes Psychiatrie beruflich mit traumatisierten Menschen arbeiten: in Beratungsstellen, in der Jugendhilfe, in Krisendiensten etc. Es soll dabei helfen, Ängste abzubauen: vor traumatisierten Patientinnen und Patienten, vor deren Symptomen und Problemen sowie vor der Auseinandersetzung mit erschreckenden Lebensgeschichten. Ich möchte Mut machen, traumatisierten Menschen offen zu begegnen und ihnen soziale Unterstützung zuteil werden zu lassen. Diese professionelle soziale Unterstützung ist ein wesentlicher Wirkfaktor in der Traumabewältigung und -heilung.

Zuletzt: Dieses Buch richtet sich nicht in erster Linie an Betroffene. Es enthält Fallbeispiele, die – beim Vorliegen entsprechender eigener Erfahrungen – als Trigger wirken können. Dies sollten sich Betroffene vor dem Lesen bewusst machen.

Jens Gräbener, Herbst 2023

Ein Trauma – was ist das?

Traumatisierte Patientinnen und Patienten verbindet eine Gemeinsamkeit: ein erlebtes Trauma. Um verstehen zu können, was mit Menschen geschieht, die traumatische Ereignisse verarbeiten müssen, ist es notwendig, sich zunächst mit der Natur eines Traumas zu beschäftigen. Dazu gehört, sich bewusst zu machen, welche Ereignisse im engeren Sinn traumatisch sein können und welche nicht. Die so entstehenden Traumakonzepte können voneinander abweichen, und zwar zwischen Behandelnden, aber selbstverständlich auch zwischen Behandelnden und ihren Patientinnen und Patienten.

BEISPIEL

Vor einigen Jahren lernte ich in einer psychiatrischen Klinik einen Patienten mit der Diagnose einer rezidivierenden Depression kennen. Dieser Mann war mit der Art der Behandlung unzufrieden – er werde als Depressiver behandelt, dabei sei er in Wahrheit traumatisiert und wolle demzufolge auch traumatherapeutisch behandelt werden. Es stellte sich heraus, dass der Patient vor einigen Jahren seine Wohnung verloren hatte, nachdem er mit der Miete in Verzug geraten war und Post des Vermieters ignoriert hatte. Eines Morgens klingelte es an der Tür und der Räumungsbeschluss wurde vollstreckt. Der Patient leistete keinen Widerstand, er erlebte keinen körperlichen Übergriff oder Beleidigungen und geriet zu keiner Zeit in Gefahr. Rückblickend zeigten sich keine Symptome einer Traumafolgestörung, ein deutlicher Zusammenhang zur depressiven Störung war für mich ebenfalls nicht zu erkennen.

Als ich fragte, warum er denn gezielt nach Traumatherapie suche, erklärte er mir, er fühle sich noch immer durch die Räumung ungerecht behandelt. Er sei nie über dieses Erlebnis hinweggekommen und wolle, dass vom Therapeuten anerkannt werde, dass er damals zum Opfer gemacht worden sei. Meinem vorsichtigen Einwand, dass diese Situation nicht den Traumakriterien in den Klassifikationssystemen entspreche und er für mich auch keine erkennbaren Symptome einer Traumatisierung zeige, begegnete der Patient mit den Worten: »Ich entscheide doch wohl selbst darüber, was für mich ein Trauma ist und was nicht!«

Wie andere ursprünglich medizinische oder psychologische Termini hat der Begriff »Trauma« Einzug in unsere Alltagssprache gehalten und dabei seine ursprüngliche Bedeutung teilweise verloren. Im medizinischen Kontext kann der Begriff mit »Verletzung« übersetzt werden. Ein Schädel-Hirn-Trauma beispielsweise benennt die umschriebenen, erkennbaren Folgen einer Einwirkung auf den Körper, *unabhängig* vom Erleben der Betroffenen. Wenn traumatisierte Patientinnen und Patienten über ihre Erlebnisse oder das, was diese bei ihnen hinterlassen haben, sprechen, so benutzen sie häufig Metaphern, die diesem Bedeutungszusammenhang entstammen. Dann hat ein Erlebnis »eine Wunde« in der Seele gerissen, als Ergebnis sind »Narben« entstanden, eine alte Verletzung wird wieder »aufgerissen« etc. Mit diesen und anderen Formulierungen wird ein subjektives Erleben beschrieben. Ein seelisches Trauma kann nicht von außen, unabhängig vom Erleben des Betroffenen, diagnostiziert werden.

Im Alltagsgebrauch werden heute bisweilen bereits alltägliche Erlebnisse und Belastungen mit dem Etikett »traumatisch« versehen. Zu Recht wird kritisiert, wenn in den Medien, in der Werbung und in der öffentlichen Diskussion der Traumabegriff inflationär verwendet wird. So wurde beispielsweise noch im Jahr 2022 für ein Steuererklärungsprogramm mit dem Slogan »Hast Du auch ein Steuererklärungstrauma?« geworben. Beileibe nicht alles, was heute »Trauma« genannt wird, ist tatsächlich eines. Der Respekt gegenüber traumatisierten Menschen und ihren Erlebnissen gebietet es, mit dem Begriff bewusst und achtsam umzugehen, auch und gerade durch professionell Tätige. Voraussetzung dafür ist natürlich eine Definition, das heißt die Beantwortung der Frage: Was ist ein seelisches Trauma?

Trauma als Ereignisqualität

Jürgen Margraf und Franz Müller-Spahn (2009, S. 845) definieren in Übereinstimmung mit dem DSM-IV-TR ein psychisches Trauma als »äußerst belastendes Ereignis, das durch Konfrontation mit drohendem oder tatsächlichem Tod, ernsthafter Verletzung oder Gefährdung der körperlichen Unversehrtheit der eigenen Person oder anderer Personen und in der Regel intensive Furcht, Hilflosigkeit oder Entsetzen gekennzeichnet ist«. In diesem Kontext wird ein Trauma primär als Ereignis verstanden. Zugleich wird definiert, welche Qualitäten diesem Ereignis anhaften müssen, um als traumatisch eingestuft zu werden. Darüber hinaus enthält die Definition Hinweise auf durch das Ereignis ausgelöste emotionale Reaktionen, ohne dass diese zwangsläufig auftreten müssen.

In der Beschreibung der Kriterien der Posttraumatischen Belastungsstörung (PTBS) in der ICD-10 nennt die WHO (Dilling u. a. 2015, S. 207) ähnliche Kriterien für ein Trauma. Auch hier wird ein Trauma mit einer Situation bzw. einem Ereignis gleichgesetzt, auf das in der Regel emotional reagiert wird (hier: tiefe Verzweiflung). Als Beispiele für traumatische Ereignisse werden genannt: »Eine von Naturereignissen oder Menschen verursachte Katastrophe, eine Kampfhandlung, ein schwerer Unfall oder Zeuge des gewaltsamen Todes anderer oder selbst Opfer von Folterung, Terrorismus, Vergewaltigung oder anderen Verbrechen zu sein.« Auch in dieser Definition ist der Versuch erkennbar, objektive Kriterien für ein Trauma anhand der Kategorisierung von Situationen zu schaffen, die letztlich eine Aussage darüber erlauben, ob ein Trauma erlebt wurde oder nicht. > PTBS, Seiten 21, 45 ff.

Die genannten Situationen unterscheiden sich allerdings erheblich voneinander: Ein Verkehrsunfall hat für die meisten Menschen eine andere Bedeutung und hat andere Auswirkungen als Folter oder Vergewaltigung. Aus diesem Bewusstsein heraus werden Traumata bzw. traumatische Ereignisse nach Andreas Maercker (2013) auf zwei Dimensionen unterschieden.

Dauer Die erste Dimension unterscheidet nach der Häufigkeit, in der traumatische Ereignisse erlebt wurden. Typ-I-Traumata sind einmalige, kurz einwirkende Ereignisse. Unter Typ-II-Traumata werden entweder mehrfach auftretende oder lang andauernde traumatische Ereignisse verstanden.

Ursache Die zweite Dimension unterscheidet hinsichtlich der Ursachenzuschreibungen für das Ereignis zwischen akzidentiellen (»zufälligen«) Traumata (Unfälle, Naturkatastrophen) und von Menschen verursachten (»man-made«) Traumata.

Beide Dimensionen sind miteinander kombinierbar. Die Kategorie »Medizinisch bedingte Traumata« verweist auf Forschungsergebnisse zur Entwicklung von Traumafolgestörungen nach Mitteilung lebensbedrohlicher Diagnosen, aufgrund akuter Erkrankung oder als Folge medizinischer Eingriffe.

Eine solche Differenzierung traumatischer Ereignisse erscheint grundsätzlich sinnvoll. Tatsächlich unterscheiden sich die Situationen erheblich voneinander. Darüber hinaus haben die Kategorien prognostischen Wert – grundsätzlich ist die Gefahr von Traumafolgeschäden bei Typ-II-Traumata höher als bei Typ-I-Traumata und bei interpersoneller Traumatisierung höher als bei akzidentieller Traumatisierung.

Traumafolgen bis hin zu Traumafolgestörungen können sowohl bei akzidentieller als auch bei menschengemachter Traumatisierung auftreten. Zwar erhöht die Anzahl der Traumata das Risiko einer Folgestörung,

manchmal aber reichen bereits einzelne Erlebnisse aus. Ein Vergleich von Betroffenen nach Schweregrad des Erlebten ist deshalb nicht nur nicht sinnvoll, er kann zum Übersehen massiver Belastungen bei auf den ersten Blick scheinbar weniger gravierenden Erlebnissen führen.

Bezüglich der Dimension der Ursachenzuschreibungen handelt es sich allerdings nur scheinbar um objektive Unterscheidungsmerkmale. So kann beispielsweise der Einsturz des Daches einer Eissporthalle unter der Schneelast sowohl als Unfall (akzidentiell) als auch als Folge menschlicher Fehler (Planung, Kontrolle, Bauausführung etc.) und damit als »man-made« attribuiert werden. Die Kategorie »man-made« differenziert darüber hinaus nicht danach, ob es sich um einen nahestehenden Menschen oder um einen Unbekannten handelt. Diese Unterscheidung kann für Betroffene von großer Bedeutung sein, wobei die Studienlage nicht eindeutig ist. In einigen Studien zeigen sich bei Opfern von Vergewaltigung und Überfällen gravierendere Folgen, wenn es sich um einen ihnen fremden Täter handelt, in anderen Studien bei Opfern, die ihren Täter kannten. Patricia A. Resick (2003) nennt eine geringere bzw. verspätete Bereitschaft zur Nutzung des Hilfesystems durch von Vergewaltigung betroffene Frauen als Folge der Bekanntschaft zum Täter.

Auch hinsichtlich medizinisch bedingter Traumata unterscheidet Andreas Maercker zwischen zufällig auftretenden Komplikationen und der Dimension »menschengemacht«. Hier nennt er komplizierte Behandlungsfälle nach angenommenen Behandlungsfehlern als Beispiel. Tatsächlich kommt es in Deutschland jedes Jahr aber nicht nur zu angenommenen, sondern in relevantem Ausmaß auch zu tatsächlichen Behandlungsfehlern, attestiert durch unabhängige Gutachten. Der Medizinische Dienst Bund kommt entsprechend einer Pressemitteilung aus dem Jahr 2022 für den Vorjahreszeitraum auf mehr als 3500 festgestellte Behandlungsfehler in Deutschland, bei mehr als 3000 Fällen mit durch sie entstandenem Schaden. Die Dunkelziffer dürfte noch einmal deutlich höher liegen.

Zu den hier erfassten Behandlungsfehlern kommen sexuelle Übergriffe durch Behandelnde, mit einem sehr hohen Schädigungspotenzial. Werner Tschan (2005) geht – gestützt auf Befragungen von Patientinnen und Patienten – davon aus, dass 10 Prozent aller Mitarbeitenden im professionellen Gesundheitssystem mindestens einmal einen sexuellen Übergriff (Penetration, sexuelle Handlungen, sexuell gefärbte Äußerungen, Dating) an ihren Patientinnen und Patienten begehen. Monika Becker-Fischer und Gottfried Fischer (2014, S. 43 f) schätzen die Zahl der sexuellen Übergriffe in Deutschland im Rahmen von Psychotherapie pro Jahr auf mindestens dreihundert in kassenfinanzierten Verfahren und auf mindestens weitere dreihundert in anderen therapeutischen Verfahren. Sie verweisen auf Schätzungen US-amerikanischer Haftpflichtversicherer, wonach 20 Prozent der Therapeuten und Therapeutinnen mindestens einmal in ihrem Berufsleben eine sexuelle Beziehung zu Patientinnen bzw. Patienten aufnehmen. Der Anteil derer, die dies wiederholt tun, wird als hoch eingeschätzt.

Trauma als Interaktion zwischen Situation und Subjekt

Eine Reduktion des Traumabegriffs auf scheinbar objektivierbare Situationsmerkmale allein ist nicht hinreichend, es fehlt dann die Ebene des individuellen subjektiven Erlebens. Verschiedene Menschen reagieren auf dieselbe Situation durchaus unterschiedlich, abhängig unter anderem von ihren sonstigen Erfahrungen. So wird eine in der Notfallmedizin geschulte Unfallzeugin das Erlebnis eines Autounfalls mit Schwerverletzten oder Toten möglicherweise anders verarbeiten als andere Zeugen desselben Unfalls und dieses Erlebnis möglicherweise nicht einmal als traumatisch empfinden.

Gottfried Fischer und Peter Riedesser (2009) greifen die Ebene des subjektiven Erlebens auf und verstehen Trauma wie folgt: »Psychische

Traumatisierung lässt sich definieren als vitales Diskrepanzerleben zwischen bedrohlichen Situationsfaktoren und den individuellen Bewältigungsmöglichkeiten, das mit Gefühlen von Hilflosigkeit und schutzloser Preisgabe einhergeht und so eine dauerhafte Erschütterung von Selbst- und Weltverständnis bewirkt« (S. 395). Auch in dieser Definition wird also zunächst auf den Bedrohungscharakter eines Erlebnisses hingewiesen.

Als weiterer grundlegender Aspekt von Traumata kommt dann die in der Situation subjektiv erlebte Diskrepanz zwischen Bedrohung und Bewältigungsmöglichkeiten hinzu. Diese Erweiterung eröffnet den Blick darauf, warum Menschen dieselbe Situation vollkommen unterschiedlich einschätzen können und warum bei einigen von ihnen Traumafolgen auftreten und bei anderen nicht. Zuletzt verweist diese Definition auf die Langzeitwirkung von Traumatisierung in Bezug auf grundlegende Einstellungen zur eigenen Person und zur Umwelt. Ein Trauma endet für viele Betroffene nicht mit dem Ende der Situation, selbst dann nicht, wenn sie scheinbar außer Gefahr sind. Ebenso wie die Traumatisierung ist auch die Traumaverarbeitung also ein Prozess. > Bewältigung, Seiten 80 ff.

Wenn eine Traumatisierung lediglich als Folge traumatischer Ereignisse verstanden wird, dann fehlt ein professioneller Ansatzpunkt zur Hilfeleistung. Es ist deshalb sinnvoll, Traumatisierungen immer als Wechselwirkung zwischen Erlebnis und Verarbeitung zu verstehen, denn die Verarbeitung ist veränderbar und kann sozial unterstützt werden – von professionell Tätigen, aber auch von der sonstigen sozialen Umwelt der Betroffenen.

Kontextabhängigkeit des Traumabegriffs

Traumatisierungserfahrungen sind so alt wie die Menschheitsgeschichte. Verändert haben sich die Kontexte, in denen Traumatisierung geschieht, die ätiologischen Erklärungsansätze für die beobachteten Symptome sowie die Art und Weise, wie mit Betroffenen umgegangen wurde und wird. Dieser Umgang warf zu verschiedenen Zeiten unterschiedliche, sich wiederholende Fragestellungen auf, die auch heute noch von Bedeutung sind.

Körperliche oder seelische Ursache?

Mit dem Eisenbahnbau im 19. Jahrhundert stieg die Zahl der Verkehrsunfälle an, und mit ihnen nahmen psychische Unfallfolgen zu. Mediziner widmeten sich der Frage, ob diese – auch wenn keine sichtbaren körperlichen Schäden erkennbar waren – nicht doch eine somatische Ursache haben müssten. In dieser Zeit entstand der Begriff des »railway spine« (»Eisenbahnrückgrat«). Die anhaltenden psychischen Symptome nach dem Unfall wurden in diesem Konzept als Folge einer körperlichen Erkrankung verstanden, und zwar einer zellulären Veränderung im Rückgrat infolge des Erschreckens über den Unfall.

Auch wenn sich diese spezifische ätiologische Theorie nicht durchsetzte, die Frage, welche Rolle körperliche Prozesse und Veränderungen bei Traumatisierungen spielen, ist auch heute noch aktuell. Wird ein Trauma eher als somatisch bedingt verstanden, so ist es sinnvoll, nach Interventionsmöglichkeiten auf dieser Ebene zu suchen, zum Beispiel in Form medikamentöser Behandlung von Traumafolgen. Wird ein Trauma eher als seelische Erschütterung verstanden, so erscheinen Interventionen sinnvoll, die die Seele wieder in ein Gleichgewicht bringen können, beispielsweise durch soziale Unterstützung und Psychotherapie. Die Psychotraumatologie schließlich verbindet beide Ebenen miteinander und versteht Traumatisierung sowohl als ein seelisches als auch als ein körperliches Geschehen.

Reales Leiden oder vorgetäuschte Störung?

Geht man davon aus, dass traumatische Erlebnisse wie Unfälle neben den körperlichen auch seelische Folgeschäden hinterlassen, dann stellt sich etwa die versicherungsrelevante Frage, ob für diese auch Schadenersatz geleistet werden muss oder nicht. Im 19. Jahrhundert lehnten einige Eisenbahngesellschaften Entschädigungsansprüche nach Unfällen und psychischer Traumatisierung ab. Die Ablehnung wurde damit begründet, dass keine körperlichen Folgeschäden des Unfalls vorlägen.

In Deutschland setzte sich zur selben Zeit ein Ätiologiekonzept durch, das Traumafolgen als Auswirkung mikroskopischer Veränderungen im Gehirn aufgrund einer anhaltenden seelischen Erschütterung verstand – das Konzept der »traumatischen Neurose« des Neurologen Hermann Oppenheim. Oppenheim beschrieb Symptome wie Desorientiertheit, Aphasie und Schlafstörungen nach Unfällen (Zobel 2006). Weil Betroffene wegen dieses Konzepts aber Anspruch auf Rentenversicherungsleistungen erwarben, brach unter Gutachtern ein Streit darüber aus, ob die Symptome der Patientinnen und Patienten glaubhaft oder mit Aussicht auf finanzielle Leistungen lediglich vorgetäuscht seien. Aus dieser Zeit stammt der Begriff der »Rentenneurose«. Das Reichsversicherungsamt entschied schließlich, dass eine »traumatische Neurose« keine Rentenansprüche begründe.

Auch heute können Menschen, die Symptome einer Traumatisierung zeigen, in den Verdacht geraten, damit primär strategische Ziele zu verfolgen, beispielsweise um sich einen begrenzten Aufenthaltsstatus zu sichern oder um Entschädigungsansprüche geltend zu machen. So haben psychiatrische Gutachter und Gutachterinnen immer wieder mit der Fragestellung zu tun, ob bei einer Patientin oder einem Patienten ein »chronisches Rentenbegehren« vorliegt. Werden bei ihnen psychische Traumafolgen anerkannt, stellt sich auch dann oft noch die Frage, als wie gravierend diese bewertet werden. Bei Soldatinnen und Soldaten der Bundeswehr im Auslandseinsatz wurde diskutiert, ob eine PTBS für die Frage der Berufsunfähigkeit den Folgen körperlicher Verwundung im Einsatz gleichzusetzen ist.

Der Begriff der »Rentenneurose« als Beschreibung des Vortäuschens von Symptomen zur Erlangung finanzieller Leistungen hat sich bis heute erhalten. Günter H. Seidler (2013) nennt zwei noch immer angewandte Strategien zur Abwendung der hohen Kosten, die durch Gewaltfolgen entstehen: die fehlende Anerkennung bzw. Leugnung der psychischen Folgen sowie die Beschuldigung der Geschädigten als zumindest Mitverantwortliche.

Erklärt das Erlebte allein die Folgen?

Im Ersten Weltkrieg fielen in großer Zahl Soldaten mit Traumafolgestörungen auf, die im Englischen mit Begriffen wie »shell shock« oder »soldier's heart« belegt wurden. Auch bei deutschen Soldaten wurden ähnliche Symptome beobachtet: Betroffene wurden als »Grabenzitterer« oder »Kriegszitterer« bezeichnet. Diese Beobachtungen führten unter Wissenschaftlern zur Diskussion darüber, ob die Kriegserlebnisse allein diese Symptome hervorrufen konnten oder ob nicht eher von einer prämorbiden Störung bzw. schwacher Konstitution ausgegangen werden müsse. Diese Argumentation basierte auf der Annahme, dass ein mental gesunder Mensch jegliche Belastung verarbeiten könne. Dementsprechend wurde vielen Betroffenen von Gutachtern und Behandlern wahlweise Schwäche oder Simulation unterstellt und diese Soldaten wurden nicht selten aversiv »therapiert« – mittels Elektroschocks, Drohungen, Demütigungen und Bestrafungen (Herman 2018).

Eine ähnliche Diskussion wurde in Deutschland nach Ende des Zweiten Weltkrieges um die Überlebenden der Konzentrationslager geführt. Auch hier ging es – im Kontext der Frage nach Schadenersatz durch die Bundesrepublik Deutschland als Rechtsnachfolgerin des NS-Systems – darum, ob die Erlebnisse im Konzentrationslager allein zu einer dauerhaften psychischen Beeinträchtigung führen könnten oder ob von einer vorherigen Schädigung auszugehen sei. Die dominierende medizinische Meinung in Deutschland bestand zunächst darin, dass Folgeschäden als Ausdruck bereits vor der KZ-Haft bestandener Vorschädigung anzusehen seien, Erlebnisse in einem Konzentrationslager allein also keinen bleibenden seelischen Schaden hinterlassen könnten. Es gab allerdings auch Gegenstimmen: Der in die USA emigrierte Psychoanalytiker Kurt Eissler veröffentlichte 1963 einen Aufsatz mit dem provozierenden Titel: *Die Ermordung von wievielen seiner Kinder muß ein Mensch symptomfrei ertragen können, um eine normale Konstitution zu haben?*

Inzwischen hat sich, unter anderem als Folge der Studien mit Holocaust-Überlebenden im Ausland und der Beobachtungen an Soldaten im Vietnamkrieg, die Auffassung durchgesetzt, dass traumatische Extrembelastungen allein schon Traumafolgen erklären. Die WHO ist dabei in den Kriterien für eine PTBS eindeutig: »Prämorbide Persönlichkeitszüge (etwa zwanghafte oder asthenische) oder neurotische Erkrankungen in der Vorgeschichte können die Schwelle für die Entwicklung dieses Syndroms senken und seinen Verlauf verstärken, aber die letztgenannten Faktoren sind weder nötig noch ausreichend, um das Auftreten der Störung zu erklären« (Dilling u. a. 2015, S. 207). Dies gilt ausdrücklich nicht allein für Extremerfahrungen wie eine KZ-Haft, sondern für alle von der WHO beschriebenen traumatischen Erfahrungen! >PTBS, Seiten 13, 45 ff.

Realität oder Fantasie?

Bereits Ende des 19. Jahrhunderts waren dissoziative Symptome bei Patientinnen und Patienten bekannt, die heute als Traumafolgen verstanden würden. Pierre Janet (dazu auch: van der Kolk, Weisaeth & van der Hart 2000) erklärte diese als Folge realer traumatischer, das Bewusstsein und die Verarbeitung überfordernder Erlebnisse. Fehlende Erinnerungen verstand er als Folge der Unterdrückung nicht zu verarbeitender Gedächtnisinhalte. Janet stellte fest, dass traumatische Erfahrungen, die nicht verbalisiert werden konnten, von Patientinnen beispielsweise durch nonverbales Verhalten bzw. körperliche Reaktionen ausgedrückt wurden. Eine wissenschaftlich-soziale Gegenbewegung war zur selben Zeit bemüht, Schilderungen von Kindern über sexuelle Übergriffe als bewusste Lügen mit dem Ziel der Aufmerksamkeitserlangung zu entlarven.

Sigmund Freud (dazu: Fischer & Riedesser 2009), der anfangs ebenfalls davon ausging, dass hysterische Störungen auf traumatische Erlebnisse (vor allem im Sinne sexueller Traumatisierung) zurückzuführen seien, revidierte seinen Standpunkt später aber weitgehend zugunsten der Idee, dass sich im Symptom keine Wiederholung realen Erlebens, sondern unterdrückte Triebwünsche manifestierten. Diese Sichtweise führte die Psychotherapie weg von der Beschäftigung mit realen Erlebnissen der Patientinnen und Patienten und hin zur Fokussierung auf deren Innenwelt. Auf diese Weise wurden traumatische Erfahrungen in der Therapie häufig verleugnet. Judith Herman (2018, S. 24) schreibt dazu: »Die maßgebliche psychologische Theorie des 20. Jahrhunderts basiert also auf der Leugnung weiblicher Realität. Die Sexualität stand weiter im Mittelpunkt des Forschungsinteresses, doch das ausbeuterische soziale Umfeld, in dem sexuelle Beziehungen letztlich stattfinden, verschwand völlig aus dem Gesichtsfeld.«

ERINNERUNGEN Viele Patientinnen und Patienten können sich gut an traumatische Erlebnisse erinnern. Andere haben nur sehr bruchstückhafte Erinnerungen an das, was geschehen ist. Defizite im autobiografischen Gedächtnis treten häufig als Folge traumatischer Erfahrungen auf. Gerade frühe Traumatisierungen werden oftmals nur sehr fragmentiert erinnert, häufig in Form von Körperempfindungen, ohne dass diese zunächst verbalisiert werden können. Andere Patientinnen und Patienten vermuten traumatische Erfahrungen, ohne dass Erinnerungen darüber vorhanden sind. Sie suchen dann manchmal in der Psychotherapie nach Wegen, »verschüttete« Erinnerungen freizulegen.

Erinnerungen bilden aber nicht die Realität ab, sondern stellen immer Rekonstruktionen dar, überformt von späteren Erlebnissen. Werden Erinnerungen mutmaßlicher Opfer rekonstruiert und führt dies zu Anklagen gegen mutmaßliche Täter, so stellt sich spätestens vor Gericht nicht selten die Frage, ob es sich um »richtige« oder aber um »falsche«, für wahr gehaltene Erinnerungen handelt.

Auch professionell Tätige und ihre Patienten und Patientinnen können bisweilen unterschiedlicher Meinung darüber sein, ob die aktuellen Probleme Ausdruck einer früheren Traumatisierung sind oder nicht. Dabei ist selbstverständlich die Sichtweise der Betroffenen als legitime Krankheitstheorie grundsätzlich zu akzeptieren – nicht zuletzt deshalb, weil Patientinnen und Patienten in der Regel mehr über sich wissen als die, die sie behandeln. Für die Diagnose einer Posttraumatischen Belastungsstörung muss allerdings mindestens *ein* traumatisches Ereignis vorliegen. Die Behandlung psychischer Störungen im Rahmen von Traumatherapie setzt ebenfalls voraus, dass die Symptome als Traumafolgen verstanden werden können. Für die Diagnostik und Therapieplanung ist also eine professionelle Einschätzung notwendig. Weichen Behandler- und Patientensicht zu weit voneinander ab und ist keine Verständigung möglich, so können daraus Störungen in der therapeutischen Beziehung entstehen, die ein gemeinsames Arbeiten unter Umständen erschweren oder gar unmöglich machen. > Traumabegriff, Seite 16

Anders als beim medizinischen Traumabegriff lässt sich ein seelisches Trauma nicht ohne Weiteres anhand objektivierbarer, beobachtbarer Kriterien definieren. Sprechen wir von Trauma im psychischen Sinn, so sprechen wir immer über ein Konstrukt. Damit ist verbunden, dass mit demselben Begriff unterschiedliche Bedeutungen verknüpft sein können und dass Menschen unter »Trauma« Verschiedenes verstehen. Uns muss bewusst sein, dass sich Konstrukte abhängig von Zeit und Kultur verändern. Auch professionell Tätige sind nicht unbeeinflusst davon, wie der jeweilige Zeitgeist Traumata und Traumatisierte sieht. Die Art und Weise, wie wir selbst ein psychisches Trauma verstehen, hat große Auswirkungen darauf, wie wir traumatisierten Patientinnen und Patienten begegnen und wie wir uns ihnen gegenüber verhalten werden.

Unser Verständnis von Traumata und Traumafolgen ist zeit- und kulturabhängig – dessen sollten wir uns bewusst sein. Wir sollten uns deshalb unsere eigenen Konzepte vor Augen halten und bereit sein, diese infrage zu stellen – durch neue Erkenntnisse und durch das, was wir von Betroffenen lernen können.

Umgang mit unterschiedlichen Traumabegriffen

Wir psychiatrisch Tätigen beurteilen in der Begegnung mit einer Patientin oder einem Patienten die Frage nach einer Traumatisierung bisweilen anders als die Betroffenen selbst, wie im Fallbeispiel weiter oben dargestellt. Das ist nach meiner Erfahrung durchaus nichts Ungewöhnliches. Es kann zum einen vorkommen, dass Patientinnen und Patienten scheinbar bagatellisierend und affektfern über massiv belastende Erlebnisse berichten, die von Behandelnden als traumatisch eingestuft werden würden. Zum anderen ist es möglich, dass Erlebnisse als traumatisch bezeichnet werden, die professionell Tätige als weniger dramatisch oder als Alltagsbelastungen einstufen. Dies kann auch daran liegen, dass das aktuelle Ereignis eine Verbindung zu früheren traumatischen Erfahrungen hat, von denen wir vielleicht im Moment noch gar nichts wissen.

Als Grundregel für den Umgang mit unterschiedlichen Traumabegriffen zwischen Patientinnen und Patienten auf der einen und professionell Tätigen auf der anderen Seite gilt: Es ist für die therapeutische Beziehung und nicht zuletzt für die Betroffenen selbst wenig hilfreich bis schädlich, wenn professionell Tätige das, was als geschehen berichtet wird, infrage stellen oder gar ablehnen und versuchen, Betroffenen ihre Wahrnehmung oder Bewertung abzusprechen und durch eigene Bewertungen zu ersetzen. So können scheinbar bagatellisierende Patienten möglicherweise überhaupt nur über das Erlebte sprechen, wenn sie im Sinne einer funktionierenden Abwehr die zugehörigen Affekte abspalten. Diese Art des innerpsychischen Umgangs ist für solche Patientinnen funktional und notwendig, weshalb alles zu unterlassen ist, was ihre Abwehr schwächt oder gar durchbricht. Darüber hinaus ist es selbstverständlich möglich, dass Betroffene Situationen tatsächlich als weniger belastend erlebt haben, als professionell Tätige sich das vorstellen können.

Diese Grundregel gilt ebenso für den zweiten Fall abweichender Traumabegriffe. Wird einer scheinbar übertreibenden (»aggravierenden«) Patientin zu verstehen gegeben, dass man an ihren Erlebnissen und Bewertungen zweifelt, so wird sie dies aller Voraussicht nach als invalidierend, beschämend, kränkend, möglicherweise als übergriffig erleben. Benennen Patientinnen und Patienten traumatische Erlebnisse, die von professionellen Helfern als weniger belastend eingeordnet würden, so sind dafür verschiedene Gründe denkbar: Möglicherweise hat der Patient einen anderen, »weiteren« Traumabegriff oder der professionelle Helfer hat noch nicht alle Aspekte des Erlebnisses erfasst und verstanden. Anstatt mit dem Patienten also in eine Auseinandersetzung um einen Begriff einzutreten, geht es darum, seine Sichtweise wertschätzend anzunehmen und sich darum zu bemühen, zu verstehen, was an einer Situation für einen Menschen so belastend war, dass er sie mit dem Begriff »traumatisch« versieht.

Ein Patient wie aus dem Fallbeispiel oben fragt vielleicht explizit nach den Möglichkeiten einer traumaspezifischen Psychotherapie. In einem solchen Fall erscheint es sinnvoll, mit ihm darüber zu sprechen, welche Störungen im Rahmen einer Traumatherapie behandelt werden, und gemeinsam mit ihm zu überlegen, ob er die Kriterien für eine Traumafolgestörung erfüllt. Dies kann initial dazu führen, dass die Unterschiede der Traumabegriffe deutlich werden und der Patient sich veranlasst sieht, seine Bewertung zu verteidigen. Um an dieser Stelle weiterarbeiten zu können, ist es wichtig, die in den Klassifikationssystemen genannten Traumakriterien zu erläutern und gleichzeitig darauf hinzuweisen, dass auch andere Definitionen denkbar sind. Wir Helfenden betonen damit, dass wir dem Patienten nicht seine Bewertung der erlebten Ereignisse nehmen wollen, dass im Hilfesystem aber ein Konsens nötig ist, um gezielte Unterstützung geben (und finanzieren) zu können. > Kriterien, Seite 46

Ein solches Vorgehen mit dem zitierten Patienten war die Voraussetzung dafür, mit ihm zu besprechen, was er in diesem Zusammenhang mit dem Begriff »Trauma« verband, nämlich das Erleben, dass seine Wünsche nicht berücksichtigt wurden und andere Menschen sich gegen ihn durchsetzen konnten. Als dies so benannt war, konnte der Patient eine Reihe ähnlicher Erfahrungen anführen, die er als kränkend und erniedrigend erlebt hatte, darunter frühe Erlebnisse aus seiner Kindheit. Es stellte sich heraus, dass er schon länger mit dem Gedanken spielte, sich nach dem stationären Aufenthalt weiter psychotherapeutisch behandeln zu lassen, dabei aber die Sorge hatte, er würde mit seiner Sicht der Erlebnisse weder ernst noch angenommen. Sein Konzept von Traumatherapie war mit der Hoffnung verbunden, dass sein Erleben nicht infrage gestellt und er als Opfer des Verhaltens anderer Menschen anerkannt werden würde. Hier ging es also um Beziehungswünsche an eine mögliche zukünftige Psychotherapeutin. Diese habe ich validiert und dem Patienten empfohlen, sich für die Zeit nach der Entlassung tatsächlich eine ambulante Psychotherapeutin zu suchen, bei der er sich angenommen und wertgeschätzt fühlen und damit auch sicher genug sein konnte, um die depressive Symptomatik weiter behandeln zu lassen und gegebenenfalls zugrunde liegende Interaktionsmuster bearbeiten zu können. Diese Empfehlung konnte der Patient annehmen.

Retraumatisierung

Menschen, die einmal traumatisiert wurden, haben das Risiko, retraumatisiert zu werden. Auch dieser Begriff wird in Medien und im allgemeinen Sprachgebrauch inzwischen inkonsistent und ausgeweitet verwendet. Unter »Retraumatisierung« im engeren Sinn wird eine erneute Traumatisierung verstanden, nicht allein die Erinnerung an das alte Trauma. Dies kann dann entstehen, wenn die neue Situation Aspekte der früheren enthält, etwa Ohnmacht, Machtmissbrauch, Gewalt. Zur Retraumatisierung in professionellen Kontexten kommt es nach Andreas Maercker (2013) dann, wenn beispielsweise durch Zeugenbefragungen, in Gerichtsverhandlungen, bei Asylverfahren, aber auch durch therapeutische Interventionen lediglich eine hohe emotionale Belastung ausgelöst wird, eine Entlastung der Betroffenen dann aber ausbleibt.

Da dies bei Betroffenen in Strafverfahren immer wieder geschieht, sei hier ausdrücklich auf die Möglichkeiten psychosozialer Unterstützung für Opfer und deren Möglichkeit der Nebenklage verwiesen. Solche Retraumatisierungen sind nicht zu verwechseln mit dem geplanten, miteinander abgesprochenen Vorgehen bei Traumaexpositionen, in denen zunächst nicht selten hohe emotionale Belastungen entstehen, die dann aber im Verlauf zu Entlastung und Erleichterung führen.

Was geschieht in einer traumatischen Situation?

Zu den Situationen, die ein seelisches Trauma auslösen können, gehören Unfälle und Naturkatastrophen ebenso wie Kriegserlebnisse, Gewalt und Folter, starke Vernachlässigung in der Kindheit oder Vergewaltigung. Dabei müssen Betroffene nicht einmal selbst Opfer geworden sein, auch Zeugen oder Helferinnen können traumatisiert werden.

BEISPIEL

Herr P. ist mit seinem Auto auf einer städtischen Schnellstraße unterwegs, als er das Ende eines Staus erreicht. Es ist Winter, die Fahrbahn ist glatt, und das Stauende liegt direkt hinter einer Kurve. Herr P. ist erleichtert, als er von hinten die Sirenen eines Polizeiwagens hört. Im nächsten Moment jedoch fährt der Polizeiwagen von hinten auf den Wagen von Herrn P. auf. Dieser steigt aus seinem Fahrzeug aus, nachdem er einige Zeit lang benommen sitzen geblieben war. Beide Türen des Polizeiwagens sind geöffnet. Als Herr P. sich auf die Beifahrerseite begibt, sieht er den Körper eines jungen Polizisten, der aus der geöffneten Tür auf die Fahrbahn gesackt ist. Der Polizist blutet stark aus einer Platzwunde am Kopf. Herr P. registriert, dass die Frontscheibe des Polizeiwagens gesplittert ist. Er sieht, dass der zweite Beamte versucht, seinen Kollegen anzusprechen, kann aber nicht hören, was dieser sagt – in diesem Moment hört Herr P. überhaupt nichts mehr. Auch die Kälte außerhalb seines Fahrzeugs spürt Herr P. nicht.

Er wendet sich von der Unfallstelle ab, lässt sein beschädigtes Auto stehen und läuft los, bis er nach rund einer Stunde seine Wohnung erreicht. Als seine Ehefrau ihn fragt, warum er denn um diese Uhrzeit und ohne Jacke im Winter zu Hause ankomme, kann er im ersten Moment nur sagen: »Es ist etwas passiert.« Später wird er sich an Details des Unfalls erinnern können – der Weg nach Hause aber bleibt für ihn auch Jahre danach ohne Erinnerung.

Bei aller Unterschiedlichkeit weisen traumatische Situationen bestimmte Gemeinsamkeiten auf. Es handelt sich um Situationen, die unser Gehirn und damit unsere Verarbeitungskapazitäten massiv überfordern. Sie sind verbunden mit starken Affekten: Schreck, Todesangst, extreme Hilflosigkeit, Schmerz. Traumatische Situationen durchbrechen in ihrer Intensität den Reizschutz des Ichs und überfluten uns mit aversiven Stimuli. Sie lösen massive Stressreaktionen aus und aktivieren unbewusste Kampf- bzw. Fluchtreaktionsmuster. Häufig werden außerdem Mechanismen aktiviert, die den durchbrochenen Reizschutz wiederherstellen, indem sie Teile der Wahrnehmung ausblenden.

In der beschriebenen Situation gelang es dem Betroffenen, sich durch Flucht vom Unfallort der Situation zu entziehen und sich nach Hause, also an einen Ort der Sicherheit, zu begeben. Was aber geschieht, wenn weder Kampf noch Flucht möglich sind?

Die »traumatische Zange«

Reaktionsmuster des Kampfes und der Flucht gehören zur Grundausstattung aller Säugetiere und damit auch des Menschen. Sie werden genetisch von Generation zu Generation weitergegeben und ermöglichen es, Gefahren zu überwinden und zu überleben. Solange Kampf oder Flucht möglich sind, ist die Chance groß, dass potenziell traumatische Ereignisse zwar belastend wirken, aber keine dauerhaften seelischen Traumata hinterlassen. Auch das Erleben partieller Handlungsfähigkeit, beispielsweise die Möglichkeit, durch geschickte Kommunikation einen Angreifer zur Beendigung seiner Attacken zu bewegen, senkt das Risiko von Folgeschäden.

Bestimmte traumatische Situationen lassen sich aber nicht durch Kampf oder Flucht überwinden. So werden nach Erdbeben immer wieder Menschen gerettet, die stunden- oder tagelang unter schweren Lasten eingeklemmt waren. Opfer von Geiselnahmen können sich der Geiselhaft weder durch Kampf noch durch Flucht entziehen – dasselbe gilt für viele Vergewaltigungsopfer, Opfer kindlichen sexuellen Missbrauchs, von Folter, Kriegsverbrechen etc. Und auch Menschen, die im Verlauf einer Operation feststellen, dass die Narkose nicht mehr wirkt, sich dabei aber nicht verständlich machen können, sind dem Geschehen ausgeliefert. Was dann passiert, hat Michaela Huber (2020) die »traumatische Zange« genannt (siehe Abbildung 1).

ABBILDUNG 1

Die »traumatische Zange« (nach Huber 2020)

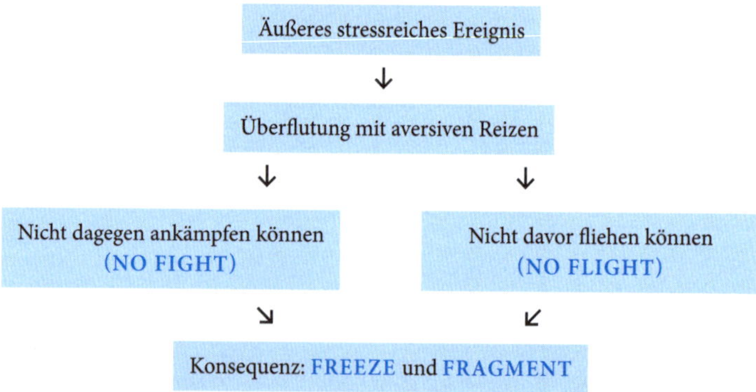

In einer traumatischen Situation sucht das Gehirn unter Hochdruck nach Möglichkeiten, der Bedrohung zu entgehen und die aversive Situation zu beenden. Scheiden Kampf- oder Fluchtreaktionen aus, weil sie unmöglich oder mit zu hohem Risiko verbunden sind, bleibt nur ein in der Natur ebenfalls weitverbreitetes Verhaltensmuster: der Totstellreflex. Auch dieses Verhaltensmuster ist bei vielen Tierarten bekannt und kann tatsächlich Leben retten – manche Raubtiere lassen von ihrer Beute ab, sobald sie sie für tot halten, oder können diese nicht mehr gut sehen, wenn sie sich nicht mehr bewegt.

Dissoziationen Beim Menschen ist dieser Zustand zumeist damit verbunden, dass eine innere Distanz zur bedrohlichen Situation eingenommen werden kann, indem einzelne Aspekte der Wahrnehmung (Geräusche, Gerüche, Körperempfindungen etc.) dissoziiert werden. »Dissoziation« bedeutet, dass Sinneseindrücke, die dem Bewusstsein normalerweise zugänglich sind, vom bewussten Erleben und von der Verarbeitung des Erlebten abgeschnitten sind (Wöller 2020). Die integrative Funktion des Bewusstseins ist damit beeinträchtigt. Solche peritraumatischen Dissoziationen finden sich aber auch bei Menschen, die sich einer traumatischen Situation durch aktives Handeln entziehen konnten. Im Fallbeispiel nahm Herr P. weder Geräusche noch Körperempfindungen (Kälte, Zittern) an der Unfallstelle wahr. Seine Unempfindlichkeit gegen Kälte hielt sogar über eine Stunde nach dem Ereignis während des Heimwegs an.

Kommt es zu einem Einfrieren, so wird die kontinuierliche Verarbeitung des Erlebens in der traumatischen Situation gestört. Diese gestörte Informationsverarbeitung führt dazu, dass später nur noch Teile des Erlebten erinnert werden, oftmals ohne dass die separaten Erinnerungsstücke von den Betroffenen wieder zusammengesetzt werden können. Sie sind dann nur noch in der Lage, unmittelbar nach dem Erlebnis mitzuteilen, dass etwas passiert ist, aber nicht, was. Diese Aufspaltung des Erlebten und damit auch von Erinnerbarem wird »Fragmentierung« genannt. Ein Zugang zu solchen Phänomenen gelingt mit dem Verstehen neurophysiologischer Prozesse bei Traumatisierungen.

Die neurophysiologische Ebene

Traumatische Situationen überfordern die Reizverarbeitung im Gehirn und führen zu akuten und dauerhaften neurophysiologischen Veränderungen. In der akuten Reaktion auf traumatischen Stress, also in der traumatischen Situation selbst, spielen zwei Stressverarbeitungssysteme eine große Rolle: das Hippocampus-System und das Amygdalasystem.

Der Hippocampus (= Seepferdchen) ist für die Einordnung von Stressreizen zuständig. Er ist mit dem Neocortex und dem Sprachzentrum vernetzt, er verknüpft Wahrnehmungen miteinander und organisiert die Gedächtnisbildung. Der Hippocampus fungiert dabei als Kurzzeitgedächtnis, aus dem heraus Informationen entweder zur Speicherung ins Langzeitgedächtnis transferiert oder gelöscht, also vergessen werden. Damit spielt der Hippocampus eine wichtige Rolle bei der Abstraktion von Erlebnissen und der Bildung des expliziten Gedächtnisses, also jenes Teils der Erinnerungen, der in Form von Erzählungen gespeichert wird.

In der Amygdala (= Mandelkern) werden emotionale Stimuli, vor allem aversiver Art, schnell verarbeitet, was eine Alarmreaktion des Organismus auslöst. Diese Stimuli durchlaufen nicht die langsamere Verarbeitungsschleife des Hippocampus-Systems, sie werden damit nicht organisiert und verknüpft und auch nicht Teil des expliziten Gedächtnisses. Stattdessen werden sie als implizite Erinnerungen gespeichert, als sensorische Eindrücke, die, unverbunden mit anderen Erinnerungen, nicht abstrahierbar und kaum verbalisierungsfähig sind. Es entstehen Erinnerungs*fragmente*, die später zunächst auch nur fragmentiert erinnert werden können.

In einer traumatischen Situation arbeiten zunächst beide Systeme der Stressverarbeitung nebeneinander. Dauert die Situation länger an, so wird aufgrund der Bedrohlichkeit und der immer weiter auf den Organismus einprasselnden Stressreize die Aktivität des Amygdala-Systems ansteigen, während gleichzeitig das Hippocampussystem an seine physiologisch bedingte Verarbeitungsgrenze gelangt. Das ausgeschüttete Stresshormon Noradrenalin wirkt hemmend auf präfrontale Hirnareale, was bewirkt, dass diese nicht mehr modulierend auf die Aktivität der Amygdala einwirken können. Das ebenfalls ausgeschüttete Cortisol behindert die Gedächtnisbildung im Hippocampus. Veränderungen im körpereigenen Opioidsystem führen zu Dissoziationen und zum Einfrieren.

INFORMATIONSVERARBEITUNG Spätestens ab diesem Zeitpunkt können Informationen kaum noch integriert werden – es kommt zur Fragmentierung von Sinneseindrücken und Gedächtnisinhalten. Diese Erinnerungsstücke sind häufig mit starken Affekten verbunden und sensorisch gespeichert, beispielsweise als intensiver Geruch, der Ekel auslöst, oder starke Körperempfindung, verbunden mit Todesangst. Sie stehen zunächst weitgehend unverbunden nebeneinander, weil eine sie verbindende Geschichte nicht zur Verfügung steht. Verbindungen zwischen einzelnen Fragmenten bestehen zumeist lediglich als Assoziationen – die Erinnerung an ein Fragment aktiviert die Erinnerung an ein mit ihm verbundenes Fragment. Eine bewusste, willentliche Erinnerung ist schwierig bis unmöglich, stattdessen drängen diese Erinnerungsfragmente immer wieder ins Bewusstsein, oftmals ausgelöst durch Triggerreize, und zwar gegen den Willen und ohne die Kontrolle der Betroffenen. Es handelt sich damit um typische traumatische Erinnerungen.

Anders als bei nichttraumatischem Stress kommt es bei der Reaktion auf traumatischen Stress nach der Akutphase häufig nicht zu einer Wiederherstellung des vorherigen Gleichgewichts. Die physiologische Übererregung hält bei den meisten Betroffenen an, auch wenn die Situation selbst vorbei ist, und zwar in Form von Zittern, Schlafstörungen, Unruhe etc. – manchmal nur über Stunden oder Tage, manchmal aber auch dauerhaft. Obwohl die akute Gefahr längst vorbei ist, dauert die Notfallreaktion an, als sei die Gefahr noch immer vorhanden. Mitbeteiligt sind ein anhaltend hoher Noradrenalinspiegel und eine beschleunigte, massive Ausschüttung von Cortisol unter Stress.

Nehmen traumatisierte Patientinnen und Patienten später in ungefährlichen Situationen Reize wahr, die in der Amygdala mit dem traumatischen Ereignis assoziativ verknüpft sind, so entsteht ein Wiedererleben der traumatischen Situation (»Flashback«). Die dabei auftretenden massiven Ängste machen es unmöglich, die Neutralität des Reizes zu erkennen – Reiz und Reaktion werden im Sinne einer klassischen Konditionierung miteinander verknüpft. Manche Betroffene berichten, dass mit der Zeit immer mehr ursprünglich neutrale Reize bei ihnen Wiedererinnerungen an das Trauma auslösen können. Kommt es zu solchen Wiedererinnerungen, so ist die Amygdala – wie in der realen Bedrohungssituation – aktiviert. Um nicht immer wieder von aversiven Gefühlen überflutet zu werden, vermeiden viele Patientinnen und Patienten die Reize, die sie an das traumatische Ereignis erinnern. Gelingt dies, so führt die Vermeidung kurzfristig zur Entlastung. Langfristig führt aber gerade der Wunsch nach Vermeidung dazu, dass traumatische Erinnerungen der bewussten Verarbeitung entzogen bleiben.

Die neurophysiologische Reaktion auf traumatischen Stress ist bei vielen Betroffenen schließlich eine chronische Reaktion. In Studien mit diesen Personen zeigen sich charakteristische, dauerhafte Veränderungen in der Hirnphysiologie (van der Kolk u.a. 2000). So war der Hippocampus (rechts- oder linksseitig) von Patientinnen und Patienten mit chronischen Traumafolgen in mehreren Studien in seinem Volumen verkleinert. Aus diesen Ergebnissen ließ sich schließen, dass traumatische Erlebnisse – vor allem in früher Kindheit – zu diesen spezifischen neuronalen Veränderungen führen.

Untersuchungen von Zwillingen von Betroffenen mit PTBS und verkleinertem Hippocampus zeigten aber ähnliche Resultate, ohne dass sie traumatischen Erfahrungen ausgesetzt waren. Diese Befunde lassen sich so interpretieren, dass zum einen Traumata Auswirkungen auf das menschliche Gehirn haben, zum anderen ein genetisch bedingter kleinerer Hippocampus einen Risikofaktor für die Ausbildung von Traumafolgestörungen darstellt (Grawe 2004), vermutlich deshalb, weil Angstreaktionen schneller gelernt und neue Erfahrungen schwieriger eingeordnet werden können.

Traumapatientinnen und -patienten weisen außerdem eine Verschiebung der Hirnaktivität in die rechte Hirnhemisphäre auf. Dort werden sensorische, implizite Erinnerungen gespeichert. Diese Menschen reagieren stärker auf Schreckreize und gewöhnen sich schlechter an diese. Intensive, aber nicht bedrohliche Reize können bei ihnen eine Übererregung auslösen, die sonst nur bei Gefahr auftritt. Dies führt sekundär dazu, dass sie die eigene Reaktion auf Reize nicht mehr zuverlässig dazu nutzen können, die Gefahr in einer konkreten Situation korrekt einzuschätzen. Kann aber die Bedrohlichkeit von Situationen grundsätzlich nicht mehr zuverlässig eingeschätzt werden, so entstehen daraus Gefühle von Hilflosigkeit und Kontrollverlust, was wiederum Alarmreaktionen auslösen kann. Ein Teufelskreis ist entstanden.

Eine Traumatisierung ist mit akuten und anhaltenden neurophysiologischen Veränderungen verbunden. Es hilft in der Arbeit mit traumatisierten Personen, sich dies immer wieder bewusst zu machen und nicht zu erwarten, dass eine Rückkehr in den Alltag schnell und einfach vollzogen und das Erlebte vergessen werden kann. Wenn professionell Tätige hier Geduld aufbringen, dann kann dies dazu führen, dass auch die Betroffenen lernen, geduldiger mit sich umzugehen.

Dissoziation und Gedächtnis

Traumatische Erfahrungen überfordern die Reizverarbeitung. Aufgrund der akuten Gefahr besteht aber die Notwendigkeit, zumindest ein Minimum an Handlungsfähigkeit zu bewahren, um die Situation physisch und psychisch zu überleben. Es ist für Betroffene zumeist nicht möglich, traumatische Situationen in ihrer Gesamtheit zu erfassen und wohlüberlegte Strategien dazu zu entwickeln, wie die Bedrohung zu überwinden ist. Im Gegenteil, würde das Erleben in seiner Gesamtheit bewusst und würden beispielsweise Schmerzen aufgrund von Verletzungen vollständig gespürt, dann würde das die notwendige Handlungsfähigkeit vermutlich noch mehr einschränken. In diesem Sinn tritt ein

»Notfallmodus« der Informationsverarbeitung ein, der zum einen den Reizschutz aufrechterhält bzw. wiederherstellt, zum anderen auf absolut notwendige Handlungen wie das Verlassen einer Gefahrenzone fokussiert und diese möglich macht.

DISSOZIATION Bestehen in einer traumatischen Situation aber überhaupt keine Handlungsmöglichkeiten, so ermöglicht der Notfallmodus es zumindest, so wenig Schrecken und Schmerz wie möglich wahrzunehmen und zu spüren. Der psychische Mechanismus, der dies ermöglicht, ist die Dissoziation. »Dissoziation« bedeutet Abspaltung von Teilen des Erlebens. Es handelt sich dabei um einen Mechanismus, der grundsätzlich allen Menschen zur Verfügung steht und der den meisten auch bekannt sein dürfte, zumindest in Form von Alltagsdissoziationen: Tagträume, das Verpassen einer Autobahnausfahrt aufgrund abgedrifteter Gedanken, die Unfähigkeit, sich auf einen Vortrag oder das Fernsehprogramm zu konzentrieren, weil man innerlich mit etwas anderem beschäftigt ist, das Vergessen des Ziels einer begonnenen Handlung, weil ein neuer Handlungsimpuls dazwischengekommen ist, etc.

Das Bewusstwerden der dissoziativen Phänomene im Alltag beendet diese sofort. Häufiger werden Dissoziationen aber gar nicht erst registriert. Vor dem Hintergrund begrenzter Aufmerksamkeits- und Verarbeitungsressourcen trifft das Gehirn eine Auswahl darüber, welche Wahrnehmungen gerade in den Fokus gelangen und welche nicht. Das Dissoziieren ist also eine Strategie, um sich in komplexen Umwelten bei begrenzten Möglichkeiten auf Wesentliches zu konzentrieren und Unwesentliches auszublenden. Sie tritt automatisiert auf, kann aber auch bewusst eingesetzt werden, wenn etwa in der Hypnose ein tranceartiger Bewusstseinszustand angestrebt wird, der durch gezielte Förderung von Dissoziation (des Körperempfindens u. Ä.) erreicht wird. Genauso wie einige Menschen besser und andere schlechter auf Hypnose ansprechen, ist die Fähigkeit zur Dissoziation unterschiedlich: Einigen Menschen gelingt es schneller als anderen, die aktuelle Situation auszublenden. Dabei ist Dissoziation lernbar. Je häufiger sie erfolgreich angewandt wird, zum Beispiel als Methode der Stressbewältigung oder der Vermeidung unangenehmer Stimuli, desto wahrscheinlicher wird das Auftreten dissoziativer Phänomene.

Dissoziationen sind in traumatischen Situationen zu erwarten und treten in verschiedenen Formen auf. So werden beispielsweise einzelne Aspekte der Situation aus dem Bewusstsein und damit aus der ganzheitlichen, integrierenden Wahrnehmung ausgeblendet: Schmerzen, Temperaturempfinden, das Gesicht eines Angreifers, Schmerzensschreie von Verletzten etc. Diese ausgeblendeten Teile der Wahrnehmung können allerdings, wie oben beschrieben, dennoch im Gedächtnis gespeichert werden, dann aber als relativ unzusammenhängende Fragmente. Daneben kann das Zeitempfinden gestört sein, eine Situation kann länger oder kürzer erscheinen, als sie tatsächlich ist. Die gesamte Situation kann unwirklich erscheinen, als würde man ein Theaterstück oder einen Film betrachten.

Neben solchen Derealisationen kann es auch zum Depersonalisationserleben kommen. Der eigene Körper wird dabei in Teilen oder gänzlich nicht mehr gespürt, man hat das Gefühl, neben sich zu stehen oder den Körper zu verlassen und zum Beobachter der Szenerie zu werden. In dissoziativen Zuständen sind noch immer komplexe Handlungen möglich. Die Betroffenen können durchaus den Ort der traumatischen Situation verlassen und sich an einen anderen Ort flüchten, ohne dies bewusst wahrzunehmen, und häufig auch ohne Erinnerung daran, wie sie dorthin gekommen sind – der Fachbegriff dafür ist »Fugue«, französisch für »Flucht«.

So funktional Dissoziationen in traumatischen Situationen zum Überleben sind, so dysfunktional werden sie, wenn sie in Situationen auftreten, in denen keine den Organismus überwältigende Gefahr besteht. Menschen, die sehr früh in ihrem Leben und/oder häufig traumatisiert wurden, können eine Neigung zur Dissoziation auch in Situationen entwickeln, in denen es um die Bewältigung von Alltagsstress geht, beispielsweise um Konflikte in Beziehungen und die damit verbundenen Emotionen. Treten dann Dissoziationen auf, sind sie nicht mehr funktional, weil sie die Stressverarbeitung behindern. Darüber hinaus werden sie häufig auch von Betroffenen als ungemein aversiv erlebt, vor allem dann, wenn Affekte oder der eigene Körper nicht mehr bzw. nur eingeschränkt gespürt werden können. Patientinnen und Patienten können aber gut dabei unterstützt werden, den dissoziativen Zustand wieder zu beenden. > Dissoziationen, Seiten 31, 36, 62, 139 ff.

Dissoziative Zustände treten häufig bei Patientinnen und Patienten mit Borderline-Persönlichkeitsstörung auf. Der Wunsch, die unangenehme Dissoziation durch einen starken Reiz zu beenden, ist außerdem ein Motiv für selbstverletzendes Verhalten. > Selbstschädigung, Seite 135

Dissoziationen in traumatischen Situationen stören die Gedächtnisbildung und führen zu fragmentierten, nicht narrativen Erinnerungen. Je weniger von einer traumatischen Situation integriert werden kann, während man ihr ausgesetzt ist, und je mehr abgespaltene Erinnerungen angelegt werden, desto größer ist die Gefahr der Entwicklung einer Posttraumatischen Belastungsstörung. > PTBS, Seiten 13, 21, 45 ff.

Dissoziationen führen zu einem paradoxen Gedächtniszustand: Auf der einen Seite können Teile, manchmal auch ganze traumatische Situationen, nicht erinnert werden. Auf der anderen Seite drängen die Erinnerungsfragmente in Form von Flashbacks und Intrusionen immer wieder ins Bewusstsein, in Form sensorischer Eindrücke, zumeist nicht oder kaum sprachlich abstrahierbar.

Der größere Teil der Menschen, die eine traumatische Situation erlebt haben, berichtet von solchen ins Bewusstsein einbrechenden Erinnerungen in der ersten Zeit nach dem Erlebnis. Dabei sind alle sensorischen Modalitäten möglich, in der Mehrzahl handelt es sich aber um visuelle Erinnerungsfragmente (Ehlers 2000). Gelingt es den Betroffenen, diese Erinnerungen allmählich zu verbalisieren und mit den durch sie ausgelösten und mit ihnen verbundenen Emotionen umzugehen, so können die in der traumatischen Situation entstandenen Fragmente im Nachhinein zu einem kohärenten Ganzen zusammengesetzt werden.

Allerdings sind die unkontrollierten Wiedererinnerungen sehr intensiv und unangenehm, weil sie erlebnisnah, also nah am Trauma, sind. Die Intrusionen werden von vielen Betroffenen als erneutes Durchbrechen eigener Grenzen und als Verlust von Autonomie erlebt. Es ist verständlich, dass versucht wird, die aversiven Erinnerungen zu vermeiden und das Trauma zu »vergessen«. Dies ist häufig nur möglich, indem alle Situationen vermieden werden, in denen entsprechende Erinnerungen auftreten können, was mit zum Teil massiven Verlusten an Lebensqualität einhergeht. Der Ort, an dem es passierte, kann nicht mehr aufgesucht werden. Bestimmte Tätigkeiten werden nicht mehr ausgeführt; manchmal wird die als schützend erlebte eigene Wohnung nicht mehr oder nur noch in Begleitung verlassen. Trat die Traumatisierung im beruflichen Kontext auf, beispielsweise bei Polizei und Feuerwehr oder bei U-Bahn-Fahrerinnen, die einen Suizid durch Sprung vor ihr Fahrzeug erlebt haben, so kann häufig der Beruf nicht mehr ausgeübt werden. Opfer einer Vergewaltigung und sexuellen Missbrauchs können manchmal keine Sexualkontakte mehr aufnehmen oder müssen die Nähe zu anderen Menschen allgemein meiden.

In solchen Fällen werden Betroffene nicht über das Trauma sprechen wollen. Therapeutisch sind große Vorsicht und Sensibilität erforderlich. Vermeidung ist verständlich, trägt aber zur Aufrechterhaltung einer Traumafolgestörung bei und ist zum Teil mit hohen persönlichen Kosten und Einbußen verbunden.

Vermeidung allein ist in der Regel nicht ausreichend, um traumatische Erinnerungen dauerhaft zu unterbinden. Manche Betroffene müssen sich ständig ablenken, damit Verdrängtes nicht ins Bewusstsein gerät, andere greifen zur Betäubung mittels Alkohol, Medikamenten oder illegalen Drogen. Selbst wenn es gelingt, traumatische Erlebnisse eine Zeit lang aus dem Bewusstsein zu verdrängen, droht doch jederzeit ein Wiedererinnern. So können etwa lange verschüttete Kriegs- oder Fluchterlebnisse im Alter wieder ins Bewusstsein gelangen, verbunden mit starken Affekten, so als würde die Situation Jahrzehnte später wiedererlebt. Verdrängte traumatische Gedächtnisinhalte können darüber hinaus aber noch in anderer Weise ins Bewusstsein gelangen: auf der Handlungsebene, in Form von Wiederholungen traumatischer Erfahrungen. > Wiederholungen, Seite 68, 122 f.

Der Wunsch, nicht an traumatische Erfahrungen erinnert zu werden, ist zum einen kaum erfüllbar, zum anderen verursacht der Versuch oft neues Leid durch immer größer werdende Einschränkungen im täglichen Leben. Hilfreich ist, diese Konsequenzen vorsichtig und verständnisvoll miteinander zu besprechen. Es sollte vermittelt werden, dass es im Rahmen einer Traumatherapie gut gelingen kann, wieder mehr Kontrolle über die eigenen Erinnerungen zu gewinnen und sich dem erlebten Trauma weniger ausgeliefert zu fühlen. Jeder traumatisierte Mensch hat dessen ungeachtet natürlich das Recht, sich dem Erlebten nicht oder noch nicht zu stellen.

Psychische Beeinträchtigungen als Folgen traumatischer Erlebnisse

Die meisten Menschen, die traumatisiert wurden, erleben einen Bruch – ihrer Biografie, manchmal auch ihrer Identität. Das Trauma verändert ihr Leben schlagartig, und vieles von dem, was zuvor nicht infrage gestellt wurde, gilt nun nicht mehr. Daraus resultieren unterschiedliche psychische Beeinträchtigungen, die bis hin zu psychischen Störungen mit Krankheitswert reichen können.

Wichtig zu betonen ist aber: Ein Trauma kann, muss aber nicht zu einer psychischen Störung führen. Rückschlüsse von einem traumatischen Ereignis auf eine entsprechende Psychopathologie ohne Kenntnis des Betroffenen, wie es manchmal in den Medien nach Katastrophen geschieht, sind fachlich nicht sinnvoll.

Die Akutphase

Unmittelbar nach einer Traumatisierung treten bei fast allen Betroffenen charakteristische Symptome auf, die in ihrem Verlauf fluktuieren: wechselnde affektive Zustände nach anfänglicher Betäubung, Überaktivität, teilweise desorganisiertes Verhalten, dissoziative Zustände einschließlich scheinbar unangemessener Gelassenheit, vegetative Reaktionen wie Unruhe, Schwitzen, Übelkeit. Die ICD-10-Diagnose einer *Akuten Belastungsreaktion* (F 43.0; ICD 11: QE 84) beschreibt im Wesentlichen die Schockphase nach einer Traumatisierung. Symptome dieser Art sind bei vielen Betroffenen ohne Behandlung rasch rückläufig, in der Regel innerhalb von Stunden bis wenigen Tagen. Sie sind als normale Reaktionen auf ein außergewöhnlich belastendes Ereignis zu verstehen, nicht als Ausdruck einer psychischen Störung. > Schockphase, Seiten 86 f.

Treten jedoch im Verlauf von mindestens drei Tagen und höchstens vier Wochen nach dem Ereignis weiterhin Wiedererleben der Situation, negative Affektivität, dissoziative Symptome (Derealisation, Depersonalisation, Amnesie), Vermeidungsverhalten und Übererregung auf, so entspricht dies der DSM-5-Diagnose einer *Akuten Belastungsstörung* (DSM-5: Ziffer 308.3). Das Vorliegen einer akuten Belastungsstörung ist ein Risikofaktor für die Entwicklung einer Posttraumatischen Belastungsstörung, allerdings geht auch nicht jede akute Belastungsstörung in eine Posttraumatische Belastungsstörung über (Knaevelsrud 2021). Und: Von den Personen, die an einer PTBS erkrankten, erfüllten vorher nur 50 Prozent die Kriterien für eine akute Belastungsstörung.

In der Akutphase nach einem traumatischen Erlebnis sind Symptome nicht die Ausnahme, sondern die Regel. Die meisten Betroffenen haben aber sehr gute Chancen, dass sich die Symptomatik zurückbildet. Dies entlastet Betroffene, deshalb sollte es ihnen mitgeteilt werden.

»Traumatische Krise« Bevor 1980 im DSM-III zum ersten Mal die Posttraumatische Belastungsstörung definiert wurde, gab es bereits ältere Ansätze zum Verständnis akuter Traumafolgen. Der schwedische Psychiater Johan Cullberg (2008) entwickelte aus seinen Erfahrungen in der Arbeit mit Müttern, deren Kinder bei der Geburt verstarben, das Konzept der »Traumatischen Krise«. Er verstand darunter eine plötzlich eintretende Situation, die großen psychischen Schmerz verursacht, die psychische Existenz gefährdet und wesentliche Grundbedürfnisse des Menschen wie nach sozialer Identität und Sicherheit bedroht. Die von Cullberg genannten Auslöser deckten sich weitgehend mit heutigen Definitionen traumatischer Situationen, schlossen darüber hinaus aber auch erlebte Kränkungen sowie tatsächliche oder drohende Beziehungsabbrüche ein.

Tatsächlich bewerten viele Betroffene traumatische Erlebnisse bzw. deren Folgen als akute Krisen.

BEISPIEL

Frau C. wird nachts über die Rettungsstelle auf der psychiatrischen Station eines Krankenhauses aufgenommen. Sie hat seit zwei Tagen zunehmende Suizidgedanken und fürchtet, sich nicht länger dagegen wehren zu können.

Frau C. berichtet, dass sie vor einigen Tagen von einem Kurzurlaub aus Italien zurückgekommen ist, den sie abbrechen musste. Am Abend zuvor hatte sie einen Mann in einer Bar kennengelernt, mit dem sie später in seine Wohnung gegangen war. Zu diesem Zeitpunkt sei sie nicht mehr Herrin ihrer Sinne gewesen, was sie auf Alkohol, möglicherweise auch auf beigemischte Drogen zurückführt. Als sie am Morgen erwachte, habe sie als Erstes wahrgenommen, wie der Mann versucht habe, sie zu vergewaltigen. Es sei ihr gelungen, aus dem Bett zu springen, ihre Sachen zu greifen und die Wohnung zu verlassen. Nachdem sie einige Zeit in der Stadt herumgeirrt sei, habe sie den Weg zum Bahnhof gefunden und den ersten Zug nach Hause genommen.

Obwohl Frau C. intrusive Symptome berichtet (Albträume, das Wiedererleben der Situation nach dem Erwachen in Form von Bildern), ist die Suizidalität keine Folge dieser Symptome, sondern der Scham- und Schuldgefühle sowie der befürchteten Konsequenzen. Frau C. macht sich Vorwürfe, überhaupt mit diesem Mann mitgegangen zu sein und nicht bemerkt zu haben, dass ihr Gefahr drohen könnte. Sie wirft sich vor, unbewusst ein zu hohes Risiko eingegangen zu sein, und schämt sich dafür. Sie befürchtet, ihren Freunden und ihrer Familie nichts davon erzählen zu können, weil diese sie dann verachten würden. Außerdem befürchtet sie, sich mit HIV infiziert zu haben, und kann sich ein Weiterleben damit nicht vorstellen. Die Suizidgedanken haben für sie die Funktion eines Auswegs aus befürchteter sozialer Ächtung und aus Angst vor Ansteckung.

Frau C. erlebt und benennt in diesem Moment subjektiv eine akute Krise, die abrupt und unvorhersehbar über sie hereinbrach und sie vor eine potenziell gefährliche Situation stellt, für die sie im Moment keinen Bewältigungsansatz findet. Ihre Ängste sind vor allem auf die Zukunft gerichtet, nämlich auf die befürchtete Reaktion ihres sozialen Umfeldes (im Sinne einer drohenden sozialen Isolation) und auf mögliche gesundheitliche Folgen. Daneben dominieren Selbstvorwürfe und Schamgefühle. Das traumatische Erlebnis spielt für die aktuelle Suizidalität als Auslöser eine Rolle, auch wenn die intrusiven Symptome als belastend, aber aushaltbar erlebt werden.

Bei dieser Patientin ging es primär also nicht um eine Beseitigung intrusiver Symptome, sondern um eine Bearbeitung der Suizidalität durch Entlastung von Scham- und Schuldgefühlen, durch Realitätsprüfung hinsichtlich der zu erwartenden sozialen Reaktionen und durch Entkatastrophisieren der Ängste vor einer HIV-Infektion. Nachdem dies geschehen war, verschwanden die Suizidgedanken.

Traumatische Erlebnisse lösen bei vielen Betroffenen existenzielle Krisen aus, in denen das Selbstbild und das bisherige Denken über das Leben und die soziale Umwelt infrage gestellt sind. Diese Krisen können mit Methoden der Krisenintervention gut bearbeitet werden, wenn diese die Verarbeitung unterstützen und das verloren gegengene Gefühl von Schutz und Sicherheit stärken. Je mehr hilfreiche Unterstützung Betroffene in dieser frühen Phase erfahren, desto geringer das Risiko, dass aus dem traumatischen Ereignis eine Störung mit Krankheitswert resultiert.

Die Posttraumatische Belastungsstörung

Die Posttraumatische Belastungsstörung ist die häufigste, aber nicht die einzig mögliche Traumafolgestörung. Sie zeichnet sich durch ein charakteristisches Symptommuster mit Intrusionen, Vermeidung und Übererregung aus. Die PTBS ist eine der wenigen Störungen in der ICD-10, deren Ätiologie definiert ist, nämlich das traumatische Ereignis. Aufgrund der Bedeutung der PTBS als Folge traumatischer Erlebnisse möchte ich dieses Störungsbild ausführlicher darstellen.

BEISPIEL

Herr A. ist seit acht Wochen aus einem Afrika-Urlaub zurück. Gemeinsam mit zwei Freunden und seiner Mutter war er in einem Kleinbus durch die Sahara gefahren. Mitten in der Wüste überschlug sich das Fahrzeug, nachdem ein Reifen geplatzt war. Die Mutter des Patienten wurde dabei so schwer verletzt, dass sie einige Stunden später noch am Unfallort verstarb. Während die Freunde versuchten, Hilfe zu organisieren, hielt Herr A., selbst leicht verletzt, über Stunden seine sterbende Mutter im Arm.

Herr A. berichtet, dass seit seiner Rückkehr nach Deutschland nichts mehr so sei wie zuvor. Er könne kaum noch schlafen, habe häufig Albträume, sei nervös und schreckhaft. Nach der Rückkehr habe er die Kleidungsstücke, die er im Urlaub getragen habe, weggeworfen. Alle Dinge, die ihn an seine Mutter erinnern könnten, seien im Keller verstaut, ebenso Erinnerungen an frühere Reisen nach Afrika. Er habe dennoch ständig Bilder des Unfalls vor Augen und fahre nicht mehr selbst Auto, auch öffentliche Verkehrsmittel meide er. Die Jalousien in seiner Wohnung halte er geschlossen, da ihn grelles Licht die Situation des Unfalls unkontrolliert wiedererleben lasse, »so, als wäre ich wieder in Afrika und das Ganze passiere jetzt gerade«.

Herr A. leidet unter klassischen Symptomen einer Posttraumatischen Belastungsstörung wie Übererregung und plötzlich einschießenden, nicht zu kontrollierenden Erinnerungen an das traumatische Ereignis. Um selbst überhaupt ein Mindestmaß an Kontrolle herzustellen, vermeidet er nach Möglichkeit Situationen, die Erinnerungen hervorrufen können – er hat aus seiner Wohnung alles, was ihn an die Reise oder seine Mutter erinnern könnte, entfernt, er verdunkelt sein Schlafzimmer und fährt nicht mehr selbst Auto. Die Vermeidung wurde darüber hinaus auf die Benutzung öffentlicher Verkehrsmittel insgesamt ausgeweitet. Dieses Verhalten schützt ihn zwar kurzfristig vor der Erinnerung an das Ereignis, schafft aber neue Probleme: Herr A. kann seine Wohnung kaum noch verlassen, seine Lebensführung ist dadurch massiv beeinträchtigt. Daraus entstehen neue Probleme (ausbleibende Aufnahme einer Arbeit, mangelnde Pflege sozialer Kontakte), die den Leidensdruck noch einmal erhöhen.

Gelingt es nicht, die traumatischen Erlebnisse therapeutisch zu integrieren und Herrn A. Kontrolle über die Erinnerungen zu ermöglichen, so wird er die Vermeidung aufrechterhalten müssen, und zwar mit allen negativen Konsequenzen.

Eine PTBS ist sowohl in der ICD-10 als auch im DSM-5 diagnostisch beschrieben (siehe Abbildungen 2 und 3). In der Kernsymptomatik stimmen beide Klassifikationssysteme überein.

ABBILDUNG 2

Posttraumatische Belastungsstörung nach ICD-10 (F 43.1)

A	Die Betroffenen waren einem kurz oder lang anhaltenden *Ereignis oder Geschehen von außergewöhnlicher Bedrohung oder mit katastrophalem Ausmaß* ausgesetzt, das nahezu bei jedem tiefe Verzweiflung auslösen würde.
B	*Anhaltende Erinnerungen oder Wiedererleben* der Belastung durch aufdringliche Nachhallerinnerungen (Flashbacks), lebendige Erinnerungen, sich wiederholende Träume oder durch innere Bedrängnis in Situationen, die der Belastung ähneln oder mit ihr in Zusammenhang stehen.

C	Umstände, die der Belastung ähneln oder mit ihr in Zusammenhang stehen, werden tatsächlich oder möglichst *vermieden*. Dieses Verhalten bestand nicht vor dem belastenden Ereignis.	
D	Entweder 1. oder 2.:	
	1. Teilweise oder vollständige Unfähigkeit, sich an einige wichtige Aspekte der Belastung zu *erinnern*.	2. Anhaltende Symptome einer erhöhten psychischen *Sensitivität und Erregung* (nicht vorhanden vor der Belastung) mit zwei der folgenden Merkmale:
		a. Ein- und Durchschlafstörungen b. Reizbarkeit oder Wutausbrüche c. Konzentrationsschwierigkeiten d. Hypervigilanz e. erhöhte Schreckhaftigkeit
E	Die Kriterien B, C und D treten in der Regel innerhalb von sechs Monaten nach dem Belastungsereignis oder nach Ende einer Belastungsperiode auf.	

In der ICD-11 (6 B 40) ist die emotionale Reaktion auf das Ereignis bzw. die Ereignisse nicht mehr Teil der Traumadefinition. Ergänzt wurde, dass die Symptome erhebliche Beeinträchtigungen in persönlichen, familiären, sozialen, schulischen, beruflichen oder anderen wichtigen Funktionsbereichen verursachen (Bundesinstitut für Arzneimittel und Medizinprodukte 2023).

Im DSM-5 (APA 2013) wird die PTBS nicht länger als Angststörung verstanden, sondern als eine mögliche trauma- und belastungsbezogene Störung. Noch in der Vorgängerversion DSM IV-TR wurde vorausgesetzt, dass Betroffene in bestimmter Weise emotional auf traumatische Situationen regieren mussten, nämlich mit intensiver Furcht, Hilflosigkeit oder Entsetzen. Dies führte unter anderem dazu, dass mehr Patientinnen und Patienten die Kriterien einer PTBS nach ICD-10 erfüllten als nach DSM IV-TR (Ehlers 2000). Im DSM-5 ist dieses Kriterium, das häufig kritisiert wurde, entfallen.

ABBILDUNG 3

Posttraumatische Belastungsstörung nach DSM-5 (309.81; Falkai & Wittchen 2018)

A Konfrontation mit tatsächlichem oder drohendem Tod, ernsthafter Verletzung oder sexueller Gewalt auf eine (oder mehrere) der folgenden Arten:

1. Direktes Erleben eines oder mehrerer traumatischer Ereignisse.
2. Persönliches Erleben eines oder mehrerer solcher traumatischer Eriegnisse bei anderen Personen.
3. Erfahren, dass einem nahen Familienmitglied oder einem engen Freund ein oder mehrere traumatische Ereignisse zugestoßen sind. Im Fall tatsächlichen oder drohenden Todes des Familienmitglieds oder Freundes muss das Ereignis bzw. müssen die Ereignisse durch Gewalt oder einen Unfall bedingt sein.
4. Die Erfahrung wiederholter oder extremer Konfrontation mit aversiven Details eines oder mehrerer derartiger traumatischer Ereignisse (z. B. Ersthelfer, die menschliche Leichenteile aufsammeln, oder Polizisten, die wiederholt mit schockierenden Details von Kindesmissbrauch konfrontiert werden).

Beachte: Eine Konfrontation durch elektronische Medien, Fernsehen, Spielfilme oder Bilder erfüllt das Kriterium A4 nicht, es sei denn, diese Konfrontation ist berufsbedingt.

B Vorhandensein eines (oder mehrerer) der folgenden Symptome des Wiedererlebens (Intrusionen), die auf das oder die traumatischen Ereignisse bezogen sind und die nach dem oder den traumatischen Ereignissen aufgetreten sind:

1. Wiederkehrende, unwillkürlich sich aufdrängende belastende Erinnerungen (Intrusionen) an das oder die traumatischen Ereignisse.

Beachte: Bei Kindern, die älter als sechs Jahre sind, können traumabezogene Themen oder Aspekte des oder der traumatischen Ereignisse wiederholt im Spielverhalten zum Ausdruck kommen.

2. Wiederkehrende, belastende Träume, deren Inhalte und/oder Affekte sich auf das oder die traumatischen Ereignisse beziehen.

Beachte: Bei Kindern können stark beängstigende Träume ohne wiedererkennbaren Inhalt auftreten.

3. Dissoziative Reaktionen (z. B. Flashbacks), bei denen die Person fühlt oder handelt, als ob sich das oder die traumatischen Ereignisse wiederereignen würden. Diese Reaktionen können in einem Kontinuum auftreten, bei dem der völlige Wahrnehmungsverlust der Umgebung die extremste Ausdrucksform darstellt.

Beachte: Bei Kindern können Aspekte des Traumas im Spiel nachgestellt werden.

4. Intensive oder anhaltende psychische Belastung bei der Konfrontation mit internalen oder äußeren Hinweisreizen, die einen Aspekt des oder der traumatischen Ereignisse symbolisieren oder an Aspekte desselben bzw. derselben erinnern.
5. Deutliche körperliche Reaktionen bei der Konfrontation mit internalen oder äußeren Hinweisreizen, die einen Aspekt des oder der traumatischen Ereignisse symbolisieren oder an Aspekte desselben bzw. derselben erinnern.

C Anhaltende Vermeidung von Reizen, die mit dem oder den traumatischen Ereignissen verbunden sind, und die nach dem oder den traumatischen Ereignissen begannen. Dies ist durch eines oder beide der folgenden Symptome gekennzeichnet:

1. Vermeidung oder Bemühungen, belastende Erinnerungen, Gedanken oder Gefühle zu vermeiden, die sich auf das oder die Eriegnisse beziehen oder eng mit diesem/diesen verbunden sind.
2. Vermeidung oder Bemühen, Dinge in der Umwelt (Personen, Orte, Gespräche, Aktivitäten, Gegenstände, Situationen) zu vermeiden, die belastende Erinnerungen, Gedanken oder Gefühle hervorrufen, die sich auf das oder die Ereignisse beziehen oder eng mit diesem/diesen verbunden sind.

D Negative Veränderung von Kognitionen und der Stimmung im Zusammenhnag mit dem oder den traumatischen Ereignissen. Die Veränderungen haben nach dem oder den traumatischen Ereignissen begonnen oder sich verschlimmert und sind durch zwei oder mehr der folgenden Symptome gekennzeichnet:

1. Unfähigkeit, sich an einen wichtigen Aspekt des oder der traumatischen Ereignisse zu erinnern (typischerweise durch Dissoziative Amnesie und nicht durch andere Faktoren wie Kopfverletzungen, Alkohol oder Drogen bedingt).
2. Anhaltende und übertriebene negative Überzeugungen oder Erwartungen, die sich auf die eigene Person oder die Welt beziehen (z. B. »Ich bin schlecht«, »Man kann niemandem trauen«,

»Die ganze Welt ist gefährlich«, »Mein Nervensystem ist dauerhaft ruiniert«).

3. Anhaltende verzerrte Kognitionen hinsichtlich der Ursache und Folgen des oder der traumatischen Ereignisse, die dazu führen, dass die Person sich oder anderen die Schuld zuschreibt.
4. Andauernder negativer emotionaler Zustand (z. B. Furcht, Entsetzen, Wut, Schuld oder Scham).
5. Deutlich vermindertes Interesse oder verminderte Teilnahme an wichtigen Aktivitäten.
6. Gefühle der Abgetrenntheit oder Entfremdung von anderen.
7. Anhaltende Unfähigkeit, positive Gefühle zu empfinden (z. B. Glück, Zufriedenheit, Gefühle der Zuneigung).

E	Deutliche Veränderung des Erregungsniveaus und der Reaktivität im Zusammenhang mit dem oder den traumatischen Ereignissen. Die Veränderungen haben nach dem oder den traumatischen Ereignissen begonnen oder sich verschlimmert und sind durch zwei (oder mehr) der folgenden Symptome gekennzeichnet:

1. Reizbarkeit und Wutausbrüche (ohne oder aus geringfügigem Anlass), welche typischerweise durch verbale oder körperliche Aggression gegenüber Personen oder Gegenständen ausgedrückt werden
2. Riskantes oder selbstzerstörerisches Verhalten.
3. Übermäßige Wachsamkeit (Vigilanz).
4. Übertriebene Schreckreaktionen.
5. Konzentrationsschwierigkeiten.
6. Schlafstörungen (z. B. Ein- oder Durchschlafschwierigkeiten oder unruhiger Schlaf).

F	Das Störungsbild (Kriterien B, C, D und E) dauert länger als einen Monat.
G	Das Störungsbild verursacht in klinisch bedeutsamer Weise Leiden oder Beeinträchtigungen in sozialen, beruflichen oder anderen wichtigen Funktionsbereichen.
H	Das Störungsbild ist nicht Folge der physiologischen Wirkung einer Substanz (z. B. Medikament, Alkohol) oder eines medizinischen Krankheitsfaktors.

Subtyp: mit dissoziativen Symptomen (wie Depersonalisation, Derealisation).
Subtyp: mit verzögertem Beginn (wenn das Auftreten und das Beschreiben einzelner Symptome zwar initial erfolgt, aber erst mindestens sechs Monate nach dem Ereignis alle diagnostischen Kriterien erfüllt sind).

Herr A. aus dem Beispiel oben, dessen Mutter infolge des Autounfalls verstarb, würde die Kriterien für eine Posttraumatische Belastungsstörung in beiden Klassifikationssystemen erfüllen.

Zur Epidemiologie der PTBS

In der größten repräsentativen epidemiologischen Studie zu traumatischen Erfahrungen befragten Ronald C. Kessler und Kolleginnen (1995) fast 6000 Einwohnerinnen und Einwohner in den USA. Das Risiko, mindestens einmal im Leben mit einem traumatischen Ereignis konfrontiert zu werden, lag sowohl bei Männern als auch bei Frauen bei über 50 Prozent (51,2), wobei Männer mit knapp 61 Prozent (60,7) das größere Risiko trugen. Die folgende Abbildung zeigt Ergebnisse dieser Studie, aufgeschlüsselt nach unterschiedlichen Traumatypen.

ABBILDUNG 4

Prozentualer Anteil von Männern und Frauen, die in ihrem bisherigen Leben mindestens ein traumatisches Erlebnis hatten (nach Kessler u. a. 1995)

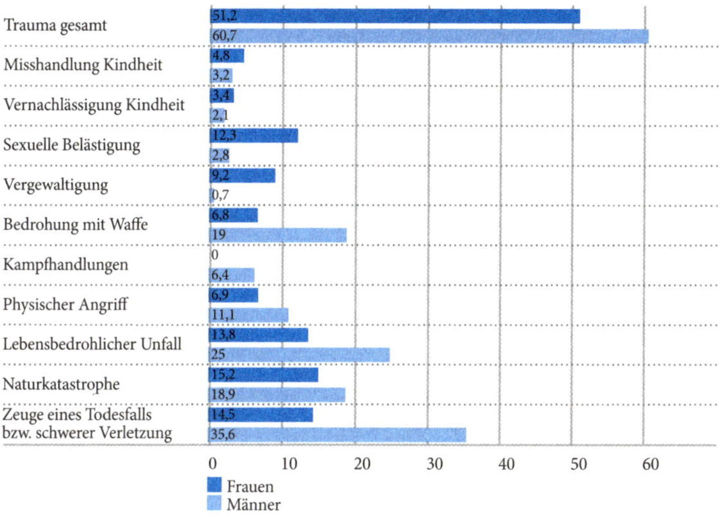

Die Ergebnisse zeigten, dass Männer in den USA ein höheres Risiko für traumatische Erlebnisse aufwiesen, etwa Bedrohung mit einer Waffe, Kampfeinsätze (hier wurden von Frauen keine entsprechenden Erlebnisse berichtet), physische Angriffe, lebensbedrohliche Unfälle, Naturkatastrophen sowie Zeuge eines Todesfalls bzw. einer schweren Verletzung eines anderen Menschen zu werden. Frauen wurden dagegen häufiger Opfer von Vergewaltigung und sexueller Belästigung, von Misshandlungen und Vernachlässigung in der Kindheit. Die dargestellten Unterschiede in den einzelnen Kategorien waren statistisch signifikant.

ABBILDUNG 5

Prozentualer Anteil von Männern und Frauen, die nach einem traumatischen Erlebnis eine PTBS entwickelten (nach Kessler u. a. 1995)

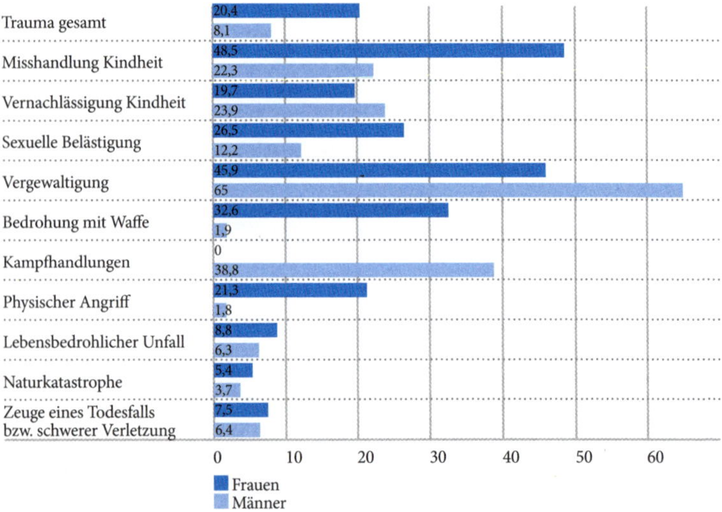

Darüber hinaus wurde in dieser Studie auch erhoben, welche der berichteten Erlebnisse eine Posttraumatische Belastungsstörung zur Folge hatten. Die Abbildungen 4 und 5 zeigen die entsprechenden Ergebnisse. Eine PTBS aufgrund irgendeines Traumas entwickelten 20,4 Prozent der befragten Frauen und 8,1 Prozent der befragten Männer. Zur Erinnerung:

Der Anteil der Frauen, die mindestens ein traumatisches Erlebnis berichtet hatten, lag in dieser Studie bei über 50 Prozent, der Anteil der Männer bei über 60 Prozent. Obwohl Männer also ein höheres Risiko für traumatische Erfahrungen haben, entwickeln sie dennoch weniger Posttraumatische Belastungsstörungen.

Für Männer sind erlebte Vergewaltigungen, Kampfhandlungen, Misshandlungen und Vernachlässigung in der Kindheit sowie sexuelle Belästigungen mit einem überdurchschnittlichen Risiko für die Entwicklung einer PTBS verbunden. Für Frauen besteht bei erlebter Vergewaltigung, bei Misshandlung in der Kindheit, bei sexueller Belästigung, bei Bedrohung mit einer Waffe und bei einem anderen physischen Angriff eine überdurchschnittliche Gefahr der Entwicklung einer Posttraumatischen Belastungsstörung. Außer bei Vergewaltigung und Vernachlässigung in der Kindheit waren Frauen in allen anderen Kategorien hinsichtlich der Folgen im Sinne einer PTBS vulnerabler. Für die Kategorie »Kampfhandlungen« war ein Vergleich aufgrund der fehlenden Daten bei den befragten Frauen nicht möglich. Die Geschlechterunterschiede – bezogen auf erlebte sexuelle Belästigung, Kampfhandlungen, Bedrohung mit einer Waffe und Misshandlungen in der Kindheit – waren statistisch signifikant, ebenso der Unterschied zwischen Frauen und Männern insgesamt.

Aufgrund der Daten dieser Studie lässt sich grundsätzlich Folgendes annehmen: Die Wahrscheinlichkeit, im Lauf des Lebens mindestens ein traumatisches Ereignis zu erleben, liegt für Männer und Frauen bei mehr als 50 Prozent. Damit stellt zumindest *ein* traumatisches Ereignis im Leben für viele Menschen nicht eine Ausnahme dar, sondern die Regel, zumal die Mehrheit der in dieser Studie Befragten mehr als ein traumatisches Erlebnis nannte. Allerdings führte nur ein Teil der Erlebnisse tatsächlich zur Ausbildung einer PTBS, wobei bei erlebter Vergewaltigung der Anteil für Männer und Frauen am höchsten war. Der häufigste berichtete traumatische Stressor, nämlich Zeuge eines Todesfalls bzw. einer schweren Verletzung geworden zu sein, führte bei Männern und bei

Frauen unterdurchschnittlich häufig zu einer Posttraumatischen Belastungsstörung. Dasselbe galt für den ebenfalls häufigen Fall, selbst in einen lebensbedrohlichen Unfall verwickelt oder Opfer einer Naturkatastrophe gewesen zu sein.

Demgegenüber stehen höhere PTBS-Risiken bei Man-made-Traumata wie Vergewaltigung, sexuelle Belästigung, Bedrohung mit einer Waffe (bei Frauen), physischer Angriff (bei Frauen), Kampfhandlungen (bei Männern, Frauen unbekannt) sowie bei Misshandlung und Vernachlässigung in der Kindheit.

In dieser Studie zeigten sich deutliche Geschlechterunterschiede zwischen Frauen und Männern hinsichtlich der PTBS-Häufigkeit, und zwar bezogen auf bestimmte traumatische Stressoren bzw. Ereignisse. Dabei ist zu berücksichtigen, dass Frauen wesentlich häufiger über bestimmte Erlebnisse berichteten, die ein hohes PTBS-Risiko beinhalten, nämlich Vergewaltigung, sexuelle Belästigung, Vernachlässigung und Misshandlungen in der Kindheit. Allerdings erklärt die Wahrscheinlichkeit, einem bestimmten Stressor ausgesetzt zu sein, für sich allein noch nicht die Geschlechterunterschiede in der Prävalenz. Frauen haben darüber hinaus grundsätzlich ein höheres Risiko, nach einem traumatischen Ereignis eine PTBS zu entwickeln (Ehlers 2000).

Die Ergebnisse dieser und ähnlicher Studien haben gezeigt, dass (ungeachtet geschlechtsspezifischer Unterschiede) die Wahrscheinlichkeit, in der Folge des Ereignisses eine PTBS zu entwickeln, in bedeutsamem Maße davon abhängt, um welche Art traumatischer Situation es sich handelt.

Guido Flatten und Kollegen (2004) nennen folgende PTBS-Wahrscheinlichkeiten:

- 50 Prozent nach Vergewaltigung,
- 25 Prozent nach anderen Gewaltverbrechen,
- 20 Prozent bei Kriegsopfern,
- 15 Prozent bei Verkehrsunfallopfern,
- 15 Prozent bei schweren Organerkrankungen (Herzinfarkt, Malignome).

Wer in psychiatrischen Einrichtungen mit Patientinnen und Patienten arbeitet, die Kriegserfahrungen gemacht haben, Opfer von Gewalt wurden, Unfälle erlebten oder von schweren körperlichen Erkrankungen betroffen sind, sollte eine mögliche PTBS in Betracht ziehen, auch wenn andere Symptome aktuell im Vordergrund stehen.

Aus den Ergebnissen errechneten Ronald C. Kessler und Kolleginnen (1995) eine geschlechterübergreifende Lebenszeitprävalenz für die Posttraumatische Belastungsstörung von 7,8 Prozent. Die Wahrscheinlichkeit für Frauen lag danach bei 10,4 Prozent, die für Männer bei 5 Prozent. Diese Ergebnisse sind allerdings nicht ohne Weiteres auf andere Länder übertragbar, weil die Häufigkeit von PTBS davon abhängt, wie oft Menschen traumatische Erlebnisse haben, dem kulturellen Umgang damit und den subjektiven Bewältigungsformen. Da in Deutschland immer noch große epidemiologische Studien zur PTBS-Häufigkeit fehlen, kann die Lebenszeitprävalenz nur geschätzt werden. Sie wird zwischen 2 und 7 Prozent vermutet (Flatten u. a. 2004). Wo Krieg herrscht, Vertreibung stattfindet, Gewaltverbrechen zur alltäglichen Erfahrung gehören oder sexuelle Übergriffe in großer Zahl vorkommen, da ist mit einer erhöhten Rate an PTBS-Betroffenen zu rechnen (Haenel 2018). Das ist auch beim Umgang mit Menschen mit Migrationserfahrungen und Fluchthintergrund einzubeziehen.

Bei diesen Zahlen darf nicht vergessen werden, dass bei der PTBS – wie bei anderen Störungsbildern auch – nur ein bestimmter Teil der Patientinnen und Patienten die Diagnosekriterien erfüllt, während ein vermutlich weitaus größerer Teil der Betroffenen subsyndromale Störungen zeigt, die nichtsdestoweniger Leiden verursachen. Bei komorbiden Störungen werden diese Symptome häufig nicht erkannt. Ulrich Frommberger und Kollegen (2018) vermuten in diesen nicht erkannten und damit auch nicht behandelten subsyndromalen Posttraumatischen Belastungsstörungen einen Risikofaktor für die Chronifizierung der komorbiden Störungen.

> Komorbidität, Seiten 61 f.

Bei Patientinnen und Patienten, die wegen anderer Störungen in Behandlung sind, kann das Übersehen einer PTBS oder subsyndromaler PTBS-Symptome zu einer Chronifizierung der behandelten Störung beitragen. Diese Gefahr besteht beispielsweise dann, wenn der Konsum psychotroper Substanzen den Patienten kurzfristig von Symptomen wie Wiedererinnerungen oder Übererregung entlastet. Ohne alternative Strategien besteht die Gefahr, dass Betroffene immer wieder zum Suchtmittel als Form der Selbstmedikation zurückgreifen, auch wenn hinsichtlich der Suchterkrankung ausreichend Änderungsmotivation besteht.

Beeinflussende Faktoren der PTBS

Andreas Maercker (2013) entwickelte ein multifaktorielles, prozesshaftes Rahmenmodell der Verarbeitung traumatischer Erlebnisse, das wesentliche Aspekte für das Verständnis der Entstehung einer Posttraumatischen Belastungsstörung enthält. Das Modell beinhaltet sowohl Aspekte der traumatischen Situation als auch der individuellen Vulnerabilität (Risiko- und Schutzfaktoren) und der individuellen Traumaverarbeitung. Außerdem werden Aufrechterhaltungsfaktoren und gesundheitsfördernde Faktoren nach dem Ereignis beschrieben:

Risiko Zu den Risiko- und Schutzfaktoren zählt Maercker frühere Traumata, das Alter zum Traumazeitpunkt, das Bildungsniveau, das Geschlecht sowie Persönlichkeitsfaktoren. Frühere Traumatisierungen in der Kindheit, ein jüngeres Alter zum Zeitpunkt der aktuellen Traumatisierung und weibliches Geschlecht erhöhen die Wahrscheinlichkeit, dass eine Traumatisierung zu einer PTBS führt. Die Variable Alter wirkt dabei nicht linear: Sowohl sehr junge als auch ältere Betroffene können ein erhöhtes PTBS-Risiko zeigen.

Ereignisfaktoren Zu den Ereignisfaktoren zählen die Dauer des traumatischen Ereignisses, das Ausmaß, in dem Schaden genommen wurde, die erste Interpretation des Ereignisses und das Ausmaß der Dissoziation in der traumatischen Situation. Bezüglich der Traumadauer und des erlittenen Schadens kann von einer Dosis-Wirksamkeits-Beziehung ausgegangen werden. Die individuelle Bewertung in der Situation und das Ausmaß der Dissoziation sind ebenfalls Prädiktoren für die PTBS-Wahrscheinlichkeit.

Schweregrad Die Traumaschwere und initiale Reaktionen beeinflussen spezifische posttraumatische Prozesse wie Veränderungen im Gedächtnis und entsprechende neurobiologische Veränderungen. > Neurobiologie, Seiten 31 ff.

Aufrechterhaltende Faktoren Zu den die Störung aufrechterhaltenden Faktoren zählt Maercker einen vermeidenden Bewältigungsstil und kognitiv-emotionale Veränderungen im Zuge der Traumabewältigung wie Scham- und Schuldgefühle, zum Beispiel die sogenannte »Überlebensschuld« von Holocaust-Überlebenden, worunter verstanden wird, mit dem eigenen Überleben innerlich zu hadern, weil andere Menschen gestorben sind. Solche aufrechterhaltenden Schuldgefühle finden sich auch bei Menschen mit Fluchterfahrung – gegenüber Verstorbenen und gegenüber den Zurückgelassenen in der Heimat.

Gesundheitsfaktoren Zu den gesundheitsfördernden Faktoren zählt das Modell die soziale Anerkennung als Opfer und Überlebender sowie die Möglichkeit, sich überhaupt anderen Menschen anvertrauen zu können.

Sowohl die aufrechterhaltenden als auch die gesundheitsfördernden Faktoren beeinflussen spezifische posttraumatische Prozesse. Zu diesen gehören die Gedächtnisveränderungen auf Grundlage neurobiologischer Veränderungen. Resultat dieser Verarbeitungsprozesse können Störungsbilder wie die PTBS, Angststörungen, dissoziative Störungen sowie spezifische psychosoziale Schwierigkeiten etwa in Ehe, Partnerschaft und Familie oder in der Berufsausübung sein. Darüber hinaus ist aber selbstverständlich auch eine Weiterentwicklung und persönliche Reifung möglich.

Posttraumatische Belastungsstörungen kommen in jedem Lebensalter vor. Das DSM-5 definiert deshalb eine PTBS für Kinder bis zum Alter von sechs Jahren.

VERLAUF In der Regel treten die Symptome einer PTBS in den ersten sechs Monaten nach dem Ereignis auf. Es ist aber auch möglich, dass die Symptome verzögert, also mehr als ein halbes Jahr, teilweise Jahre oder Jahrzehnte nach dem Ereignis beginnen. Eine akute PTBS dauert weniger als drei Monate an, eine chronische länger als drei Monate. Ohne Behandlung remittieren rund die Häfte der Betroffenen im ersten Jahr nach dem traumatischen Erlebnis. Etwa ein Drittel entwickelt eine chronische Verlaufsform. Je schwerer die Symptome zu Beginn, desto höher ist das Chronifizierungsrisiko (Ehlers 2000). Ein größerer Teil der Personen mit PTBS gesundet innerhalb weniger Monate, wobei für die weitere Prognose der Rückgang der Symptome innerhalb der ersten drei Monate entscheidend ist (Resick 2003).

Andauernde Traumafolgestörungen – Komplexe PTBS

Einige Menschen, die vor allem Man-made-Typ-II-Traumata im Lauf ihres Lebens erlebt haben, zeigen dauerhaft Symptome, die über die einer chronischen PTBS hinausgehen. Die ICD-10 stellt dafür die Kategorie *Andauernde Persönlichkeitsänderung nach Extrembelastung* (F 62.0) zur Verfügung. Diese Diagnose beinhaltet, zusammengefasst, folgende Symptome:

- Die andauernde Persönlichkeitsveränderung ist ein Resultat extremer Belastungserfahrungen und kann ausschließlich durch individuelle Vulnerabilität erklärt werden.
- Beispiele für Extrembelastungen sind: Erlebnisse in Gefangenenlagern, Folter, Katastrophen, andauernde lebensbedrohliche Situationen (als Geisel, lang andauernde Gefangenschaft mit Todesgefahr wie in Konzentrationslagern).

  Ausschluss: lange anhaltende Veränderungen der Persönlichkeit bei kurzzeitiger Lebensbedrohung, beispielsweise bei einem Autounfall.
- Der Persönlichkeitsveränderung kann eine PTBS vorangehen. Sie kann sich aber auch ohne vorherige PTBS entwickeln.

- Die Persönlichkeitsveränderung ist andauernd und äußert sich in unflexiblem, unangepasstem Verhalten, das zu Beeinträchtigungen in den zwischenmenschlichen, sozialen und beruflichen Beziehungen führt.
- Die folgenden Symptome lagen zuvor nicht vor: eine feindliche, misstrauische Haltung der Welt gegenüber, sozialer Rückzug, Gefühle der Leere oder Hoffnungslosigkeit, ein chronisches Gefühl von Nervosität wie bei ständigem Bedrohtsein und Entfremdung.
- Dauer von mindestens zwei Jahren.
  Ausschluss: Die Störung ist auf eine vorher bestehende Persönlichkeitsstörung oder eine andere psychische Störung (außer Posttraumatische Belastungsstörung) oder eine schwere Erkrankung oder Schädigung des Gehirns zurückzuführen.

Andere Begriffe für dieses Störungsbild sind Entwicklungstrauma, DESNOS (»disorder of extreme stress, not otherwise specified«) oder Komplexe PTBS. Andreas Maercker (2013) nennt (in Anlehnung an van der Kolk 2005) folgendes Symptombild der Entwicklungstraumastörung:

- erlebtes Man-made-Trauma, Typ II, sexualisierte Gewalt, Folter
- anhaltende Fehlregulationsmuster
- gestörte Affekt- und Impulsregulation (etwa leichte emotionale Erregbarkeit in sozialen Situationen, Dominanz von Ärger, selbstschädigendes Verhalten, Suizidalität, Störungen der Sexualität, Risikoverhalten)
- Somatisierungsphänomene: häufige psychogene Beeinträchtigungen bzw. Krankheiten
- kognitive Veränderungen von Aufmerksamkeit und Bewusstsein: Dissoziationen, Aufmerksamkeitsstörungen, Amnesien, Depersonalisationserleben
- interpersonelle Veränderungen: Unfähigkeit zur gleichberechtigten partnerschaftlichen Interaktion, Anfälligkeit für »überspannte« Ansichten, die Unfähigkeit, anderen zu vertrauen, Idealisierung des Täters, Viktimisierung anderer

- Selbstbildveränderungen: beeinträchtigtes Identitätsgefühl (die Überzeugung, irreparabel beschädigt zu sein, im Leben etwas falsch gemacht zu haben), andauernde Schuld- und Schamgefühle
- soziokognitive Veränderungsmuster: Verlust von Orientierungen, Hoffnungen, Motivstrukturen und Überzeugungen
- funktionelle Beeinträchtigungen

Der Begriff des Entwicklungstraumas, so benannt von Bessel van der Kolk (2005), verweist zum einen auf die Traumatisierung in einer besonders vulnerablen Lebensphase, zum anderen auf eine Folge, nämlich die Störung grundlegender, notwendiger Entwicklungsprozesse durch die Traumatisierungen.

In der ICD-11 wird zum ersten Mal die *Komplexe PTBS* beschrieben (Maercker & Eberle 2022). Für diese Diagnose müssen die Kriterien für eine PTBS erfüllt sein und zusätzlich Symptome auf drei Ebenen vorliegen:

Emotionsregulationsprobleme Die Feinabstimmung von Gefühlsausdrücken ist eingeschränkt, Erregbarkeit, Ärger oder Zorn treten häufig auf.

Selbstkonzeptveränderungen Es herrscht die Überzeugung vor, beschädigt zu sein, und dass der eingetretene Schaden nicht korrigiert werden kann, ggf. in Verbindung mit Schuld- und Schamgefühlen.

Probleme bei der Beziehungsfähigkeit Es besteht die Unfähigkeit, anderen Menschen zu vertrauen, eine erschwerte partnerschaftliche Interaktion ist die Folge.

Menschen, die früh und anhaltend in ihrem Leben durch sexuelle Übergriffe, Gewalt oder Vernachlässigung traumatisiert wurden und die die oben genannten Folgesymptome zeigen, tauchen häufig und oft immer wieder als Patientinnen und Patienten in psychiatrischen Einrichtungen auf. Ihre neben der PTBS bestehenden zusätzlichen Symptome haben zum einen gravierende Auswirkungen auf die Lebensqualität und Lebensführung, können zum anderen aber auch die professionelle

Beziehung beeinflussen, vor allem hinsichtlich des Vertrauens in professionell Tätige.

Je tiefgreifender eine psychische Störung ist und je länger sie besteht, desto schwieriger und langwieriger ist ihre Behandlung. Dies gilt auch für entsprechende Traumafolgestörungen wie die Komplexe PTBS. Auch wenn eine Vollremission vielleicht nicht oder noch nicht erreicht werden kann – für Betroffene hat auch eine Teilremission einen großen Wert, vor allem dann, wenn der Lebensalltag wieder freier und unabhängiger gestaltet werden kann (etwa durch eine verbesserte Emotionsregulation) und wesentliche, bisher unverwirklichte Lebensziele (vielleicht eine Paarbeziehung) erreichbar werden. Professionell Tätigen hilft es im therapeutischen Prozess, auch scheinbar kleine Fortschritte im Kontakt mit den Patientinnen und Patienten zu betonen.

PTBS und komorbide Störungen

Der überwiegende Teil der Patientinnen und Patienten mit PTBS hat komorbide psychische Störungen wie Angststörungen, Depressionen, einen schädlichen Gebrauch von Substanzen und Abhängigkeitsstörungen, Borderline, Somatisierungsstörungen, Herz-Kreislauf-Erkrankungen etc. Dabei sind Angststörungen, Depressionen und Substanzmissbrauch zumeist sekundär komorbid, treten also nach der PTBS auf (Ehlers 2000). Schädlicher Gebrauch von Substanzen und soziale Phobie bzw. mit diesen Störungen zusammenhängende Verhaltensweisen erhöhen allerdings auch das Risiko, traumatisiert zu werden bzw. nach einer Traumatisierung eine PTBS zu entwickeln (Boos 2014). Bei Patientinnen und Patienten mit PTBS ist darüber hinaus die Wahrscheinlichkeit der Suizidalität erhöht. > Suizidalität, Seiten 135 f., 138

Nicht nur Patientinnen und Patienten mit einer PTBS, sondern auch mit anderen psychischen Störungen können Traumatisierungen erlebt haben. Bei PTBS-Betroffenen sind weitere behandlungsbedürftige psychische Störungen nicht die Ausnahme, sondern die Regel. Diese komorbiden Störungen können im Vordergrund stehen, sodass eine ebenfalls vorhandene PTBS manchmal erst im Verlauf der Behandlung zutage tritt.

DISSOZIATIONEN In traumatischen Situationen treten Dissoziationen auf, vor allem wenn Kampf oder Flucht unmöglich sind. Geraten Menschen wiederholt in traumatische Situationen, so wird die Dissoziation als Mittel des Schutzes gegen Reizüberflutung gelernt. Je leichter dissoziiert werden kann, desto größer ist die Gefahr, dass sich die Dissoziationen verselbstständigen. Es kommt dann zu dissoziativem Erleben auch in Situationen, die nicht traumatisch, sondern lediglich stressbehaftet sind.

Die Diagnosesysteme beschreiben verschiedene dissoziative Störungen, denen gemeinsam ist, dass vorübergehend – zumeist unter Stresseinwirkung – die Integrität von Wahrnehmung, Verarbeitung und Handlung verloren geht. Aufgrund des Zusammenhangs von Traumatisierung und Dissoziation ist es naheliegend, zumindest bei einem Teil der betroffenen Personen von einer traumabedingten Ätiologie auszugehen, auch dann, wenn keine PTBS vorliegt oder Traumata nicht erinnert werden.

Unter die dissoziativen Störungen fällt neben psychogener Amnesie, Stupor, Fugue (Ortswechsel in dissoziativem Zustand, manchmal verbunden mit der Annahme einer neuen Identität) sowie Empfindungs- und Bewegungsstörungen auch die dissoziative Identitätsstörung. Hauptmerkmal dieser Störung ist das Vorliegen von mindestens zwei unterscheidbaren Persönlichkeiten bzw. Persönlichkeitszuständen, die wiederholt die Kontrolle über das Verhalten des Patienten übernehmen. Verbunden sind diese Zustände mit einem Verlust des Erinnerungsvermögens, zum Teil über lange Zeiträume. Die wechselnden Identitäten haben häufig verschiedene Namen, Charaktereigenschaften, Affekte und Funktionen. Sie können wechselseitig amnestisch sein, das heißt, dass einzelne Teilpersönlichkeiten nicht von den anderen wissen. Betroffene Personen berichten häufig von schweren, wiederholten Traumatisierungen in der Kindheit (Saß u. a. 2003).

Persönlichkeitsstörungen Patientinnen und Patienten mit einer Borderline-Persönlichkeitsstörung weisen zu einem beträchtlichen Teil Traumatisierungen auf. Aber auch für die Ätiologie anderer Persönlichkeitsstörungen spielen Traumata eine Rolle. Jill Lobbestael und Kollegen (2010) fanden in ihrer Studie nicht nur bei Betroffenen mit Borderline-Persönlichkeitsstörung, sondern mit paranoider, schizotyper, antisozialer, ängstlich-vermeidender, dependenter und zwanghafter Persönlichkeitsstörung Missbrauch bzw. Vernachlässigung in der Kindheit.

Nicht nur viele Patientinnen und Patienten mit Persönlichkeitsstörungen haben traumatische Erfahrungen in ihrer Biografie. Traumatisierungen erhöhen generell das Risiko für psychische Störungen. In einer Metaanalyse von 37 Studien der Jahre 1980 bis 2008 fanden Laura P. Chen und Kollegen (2010) signifikante Zusammenhänge bei psychiatrischen Patienten zwischen erlebtem sexuellem Missbrauch in Kindheit oder frühem Erwachsenenalter sowie Angststörungen, Depression, Essstörungen, PTBS, Schlafstörungen und Suizidversuchen.

Da Traumatisierungen einen unspezifischen Risikofaktor für die Entwicklung psychischer Störungen insgesamt darstellen, gehört die Erfassung von Traumata zu jeder Anamnese und jedem Störungsmodell.

Zusammenhänge zwischen Trauma und psychischer Störung

Traumatisierungen können einen wichtigen Faktor in der Entwicklung anderer Störungsbilder darstellen, deren Symptomatik nicht auf den ersten Blick auf ein erlebtes Trauma schließen lässt.

So können beispielsweise Angststörungen wie die Agoraphobie infolge traumatischer Erlebnisse auftreten.

BEISPIEL

Frau S. wird in einer psychosomatischen Klinik wegen einer Agoraphobie mit Panikstörung behandelt. Sie leidet seit mehreren Monaten an starken Ängsten an öffentlichen Orten, vor allem in öffentlichen Verkehrsmitteln. Inhalt ihrer Angst ist, dass sie befürchtet, dort bestohlen zu werden. Sie vermeidet seit einigen Wochen die Benutzung dieser Verkehrsmittel, war längere Zeit krankgeschrieben und muss inzwischen befürchten, ihren Arbeitsplatz zu verlieren.

In der Anamnese berichtet sie von einem eineinhalb Jahre zurückliegenden Erlebnis während eines Urlaubs. Auf einem Marktplatz entriss ihr ein Taschendieb die Geldbörse und flüchtete. Frau S. nahm die Verfolgung auf und stellte den Dieb in einer stillen Seitenstraße. Als dieser sie angriff und zu Boden warf, beteiligten sich Umstehende am Angriff und halfen dem Dieb – Frau S. wurde geschlagen und getreten und fürchtete um ihr Leben. Erst als weitere Menschen dazukamen, ließ die Menge von ihr ab. In den Tagen nach dem Ereignis zeigte Frau S. Symptome einer Akuten Belastungsstörung, die vollständig remittierten. Eine Posttraumatische Belastungsstörung lag zu keinem Zeitpunkt vor.

Die geschilderten Ängste werden vor dem Hintergrund dieses Erlebnisses verstehbar: Für Frau S. sind der erlebte Raub und die dann folgende Situation von Lebensgefahr im Sinne einer klassischen Konditionierung miteinander verknüpft, sodass jetzt bereits die Fantasie, beraubt zu werden, bei ihr ein Gefühl existenzieller Bedrohung hervorruft. Die Vermeidung dieser Ängste stabilisierte die Störung im Sinne einer operanten Konditionierung: Die Vermeidung wirkt verstärkend, weil sie Angst reduziert, was das agoraphobische Vermeidungsverhalten wahrscheinlicher macht. Therapeutisch geht es nun darum, die Verknüpfung zwischen möglichem Diebstahl an öffentlichen Orten und damit verbundener Lebensgefahr wieder zu lösen.

Traumatische Erlebnisse können eine wichtige Rolle in der Entwicklung depressiver Störungen spielen. In diesem Fall sind häufig die Lebensqualität der Betroffenen und ihre sozialen Beziehungen massiv beeinträchtigt.

BEISPIEL

Herr V. wird stationär wegen einer seit Monaten andauernden schweren depressiven Episode behandelt. Die depressiven Symptome traten erstmals etwa zwei Jahre nach einem schweren Arbeitsunfall auf, dessen Zeuge Herr V. wurde – ein Kollege war in eine Maschine geraten und verlor dabei sein Leben. Herr V. machte sich von Anfang an Vorwürfe, denn der Kollege war noch sehr unerfahren, und Herr V. hatte veranlasst, dass dieser an diesem Tag zum ersten Mal die Maschine bediente. Einige Tage nach dem Vorfall bat Herr V. seinen Vorgesetzten darum, ihn von allen Anleitungs- und Aufsichtspflichten zu entbinden und wurde auf eigenen Wunsch in das Lager der Firma versetzt.

Diese Versetzung war mit deutlichen Gehaltseinbußen verbunden, was dazu führte, dass Herr V. den aufgenommenen Kredit für sein Haus nicht mehr bedienen konnte und letztlich mit seiner Familie in eine Mietwohnung ziehen musste. In dieser Zeit verstärkten sich bereits zuvor vorhandene Spannungen mit seiner Frau, die ihn einige Wochen später mit den gemeinsamen Kindern verließ.

In diesem Beispiel hat der Patient ein traumatisches Ereignis subjektiv schuldhaft verarbeitet. Um in Zukunft nicht erneut »schuldig« werden zu können, hat er sich von Aufgaben am Arbeitsplatz und aus anderen sozialen Kontexten zurückgezogen. Die sich entwickelnde Depression kann als Ausdruck der erlebten Schuld und als Reaktion auf die realen Verluste (sozialer Status, Paarbeziehung, Familie) verstanden werden.

Unter den Patientinnen und Patienten mit psychotischen Störungen finden sich nicht wenige, die in ihrer Vergangenheit traumatische

Ereignisse erlebt haben. Werden diese Erlebnisse in der Gegenwart reaktiviert, so kann es als Folge zu einer psychotischen Dekompensation kommen.

BEISPIEL

Frau A. wird in einer psychiatrischen Klinik wegen psychotischer Symptome behandelt. Sie berichtet, dass die Symptome in dem Moment auftraten, als sie sich in einen Mann verliebte und diesem näherzukommen versuchte. Sie erzählt, dass in den letzten Jahren bereits zweimal in einer ähnlichen Situation entsprechende Symptome aufgetreten seien. Es stellt sich heraus, dass Frau A. in ihrer Kindheit über mehrere Jahre hinweg von ihrem Stiefvater sexuell missbraucht worden war. In ihrer Jugend und bis weit ins Erwachsenenalter hinein vermied sie sexuelle Kontakte zu Männern. Die psychotischen Symptome traten zum ersten Mal auf, als sie sich in einen Mann verliebt hatte und dieser deutliches Interesse an einer sexuellen Beziehung zeigte.

Frau A. hat ausschließlich negative sexuelle Erfahrungen gemacht und deshalb große Angst, dass sie als Erwachsene im sexuellen Kontakt wieder Opfer von Missbrauch wird. Die erlebte Traumatisierung in der Kindheit ist hier als Vulnerabilitätsfaktor für die psychotische Störung zu verstehen, das psychotische Erleben wiederum schützt letztlich vor Beziehung und Sexualität – Frau A. hat nach jeder Episode den Kontakt zu den Männern sofort abgebrochen. Das erlebte Trauma verhindert damit aber auch, dass das grundlegende Bedürfnis der Patientin nach einer Paarbeziehung erfüllt werden kann.

Auch Patientinnen und Patienten mit Essstörungen können traumatisiert sein. Eine Anorexie kann beispielsweise einen Versuch darstellen, Erfahrungen von Kontrollverlust durch eine extreme Kontrolle des Körpers zu kompensieren. Bisweilen zeigt sich im willentlichen Entzug von Nahrung auch eine unbewusste Wiederholung traumatischer Erfahrungen wie Vernachlässigung.

BEISPIEL

Frau N. wird stationär wegen einer Anorexie behandelt, nachdem sie von ihrem Hausarzt wegen ihres gefährlichen Untergewichts eingewiesen wurde. In der Vergangenheit gab es im Leben von Frau N. mehrere Jahre dauernde stabile Phasen, die immer wieder von anorektischen Phasen unterbrochen wurden. Sie berichtet, dass sie immer dann das Essen reduzierte, wenn sie beruflich unter starkem Stress litt – Stress auslösend waren stets Situationen, in denen Frau N. befürchtete, den beruflichen Anforderungen nicht gerecht werden zu können und Fehler zu machen, für die sie dann zur Verantwortung gezogen werden könnte.

Die Patientin zeigt eine hohe Leistungsmotivation, verbunden mit großen Ängsten davor, den an sie gestellten Anforderungen nicht entsprechen zu können. Sie berichtet, dass ihre Eltern von ihr stets beste Schulleistungen verlangt hätten. Habe sie diesen Erwartungen einmal nicht genügt, so sei sie schon als kleines Kind bestraft worden: zunächst durch Schläge und körperliche Misshandlungen, später dann auch durch den Entzug von Nahrungsmitteln. Frau N. erinnert sich an Situationen aus ihrer Kindheit, in denen sie über mehrere Tage hinweg kein Essen bekam, manchmal auch nichts zu trinken.

Bei dieser Patientin ist anzunehmen, dass das anorektische Verhalten im Zusammenhang mit der als Kind erlebten Vernachlässigung steht. Stellvertretend für die Eltern oder eine andere strafende Instanz vernachlässigt sich die Patientin nun selbst in Situationen, in denen sie befürchtet, für Fehler bestraft werden zu können. Sie wiederholt damit unbewusst ihr erlebtes Trauma und macht es außerdem unbewusst für die Außenwelt sichtbar. Dieser Mechanismus der Traumawiederholung ist bei Personen, die in der Kindheit Traumata erlebten und diese nicht verarbeiten konnten, nicht selten. Bei Patientinnen und

Patienten mit einer Borderline-Persönlichkeitsstörung kann zum Beispiel selbstverletzendes Verhalten häufig auch in diesem Sinne verstanden werden. > Traumawiederholung, Seiten 40, 122 f.

Die Zusammenhänge zwischen Traumatisierung und psychischen Störungen sind vielfältig und komplex. Erlebte Traumata und ihre Verarbeitung können sich in spezifischen Symptomen zeigen, sie können generell die Vulnerabilität für psychische Störungen erhöhen, traumatische Erlebnisse können mit Verlusten verbunden sein, die dann zum Auftreten psychischer Störungen beitragen etc. Auf diese Weise können Traumata auch bei anderen psychischen Störungen als den Posttraumatischen Belastungsstörungen eine wesentliche Rolle spielen.

Manchmal ist es nicht einfach, diese Zusammenhänge zu erkennen. Viele Patientinnen und Patienten mit Borderline-Persönlichkeitsstörung sprechen entweder von sich aus Traumata an oder zeigen Symptome, die auf eine Traumatisierung hindeuten. Bei anderen psychischen Störungen kann es dagegen passieren, dass traumatische Erfahrungen, die für die Entstehung oder die Aufrechterhaltung eine Bedeutung haben, zunächst übersehen und auch nur sehr verschlüsselt verbalisiert werden. Nicht alle berichten von sich aus von solchen Erfahrungen, sei es aus Scham oder Unsicherheit darüber, wie darauf reagiert wird, sei es, weil sie selbst keinen Zusammenhang sehen oder sich nicht erinnern können – dann kann eine Traumatisierung als Arbeitshypothese nur angenommen werden.

ANAMNESE Ungeachtet des Rechts einer jeden Patientin und eines jeden Patienten, selbst darüber zu entscheiden, was sie oder er von sich preisgibt, gehört es zur Anamneseerhebung bei jeder psychischen Störung, gezielt nach außergewöhnlichen Belastungen zu fragen. Ulrich Frommberger und Kollegen (2018) empfehlen eine gezielte Exploration nach traumatischen Erlebnissen, und zwar explizit bei folgenden Störungsbildern: Alkohol- und Drogenabusus, Schmerzsyndrome, chronischer Unterbauchschmerz, Somatisierungsstörungen, Angststörungen, Zwangsstörungen, Depressionen, dissoziativen Störungen, Borderline-Persönlichkeitsstörung.

Ausdrücklich warnen möchte ich davor, aus einem Störungsbild »automatisch« auf ein dahinter liegendes Trauma zu schließen, ohne mit Betroffenen gesprochen und sich damit Klarheit verschafft zu haben. Ebenso wenig wie ein Trauma zwangsläufig ein bestimmtes Symptombild ergibt, lässt sich andersherum von einem Symptombild nicht zwangsläufig auf ein Trauma schließen. Dies gilt selbst für die Posttraumatische Belastungsstörung (Boos 2014). Fatal ist es gerade bei Personen mit Erinnerungslücken, wenn professionell Tätige vorschnell traumatische Erfahrungen postulieren (»So, wie Sie es zulassen, dass Männer mit Ihnen umgehen, da muss es ja einen Missbrauch in Ihrer Kindheit gegeben haben«). Dies ist deshalb fatal, weil es Patientinnen und Patienten unmöglich macht, ihre Lebensgeschichte selbstbestimmt zu rekonstruieren. Offenes Fragen ist erlaubt und sinnvoll, suggestives Vermuten dagegen nicht!

Patientinnen und Patienten können durchaus traumatisiert erscheinen, ohne dass sie es tatsächlich sind. Auch dazu abschließend ein Fallbeispiel eines wahnhaften Patienten.

BEISPIEL

Herr W., Patient einer psychiatrischen Tagesklinik, berichtet bei der Aufnahme, dass er seit mehreren Jahren Angst vor »dunkelhäutigen« Männern habe, seit ihm vor einigen Jahren »da mal was passiert« sei. Er sei damals einige Monate im Ausland gewesen und »seit dem Vorfall« habe er Ängste. Er wechsle die Straßenseite, wenn ihm ein dunkelhäutiger Mann begegne, manchmal traue er sich danach tagelang nicht mehr aus der Wohnung. Er habe oft Albträume und sei grundsätzlich schreckhaft.

Die weitere Exploration ergibt, dass sich der Patient während seines Auslandsaufenthaltes schon seit geraumer Zeit verfolgt gefühlt hatte. Er schildert aus dieser Zeit darüber hinaus ein starkes Derealisationserleben. An einem Nachmittag habe er beim Verlassen der U-Bahn auf der Straße mehrere dunkelhäutige Männer gesehen, die sich unterhielten. Er habe Angst bekommen und angenommen, dass es in der Unterhaltung um ihn ginge, sei fortgelaufen und danach mehrere Stunden verängstigt durch die Stadt geirrt. Er sei sich sicher, dass die Männer ihn verfolgt hätten, kann aber auf Nachfrage keine konkrete Situation benennen. Die Exploration liefert keine Hinweise auf eine traumatische Erfahrung, auch nicht auf frühere, möglicherweise reaktivierte traumatische Erlebnisse. Stattdessen zeigen sich beim Patienten zunehmend Hinweise auf eine wahnhafte Störung.

Patientinnen und Patienten mit psychischen Störungen können in der Vergangenheit traumatische Erfahrungen gemacht haben, die für das Verständnis ihrer Störung in der Gegenwart relevant sind. Dabei ist zu beachten, dass die Zusammenhänge zwischen Trauma und Störung sehr komplex sein können. Die Annahme eines monokausalen Zusammenhangs nach dem Muster von »Das Erlebnis X führte zur Störung Y« wird dieser Komplexität nicht gerecht. Hilfreich ist nach meiner Erfahrung stattdessen, ein auf den individuellen Patienten bezogenes Störungsmodell zu entwickeln, das es ermöglicht, zu verstehen, in welcher Beziehung das frühere Trauma und seine Verarbeitung zur aktuellen psychischen Störung stehen. Dieses Verständnis ist notwendig, um eine sinnvolle Behandlungsstrategie entwickeln zu können.

Eine monokausale Rückführung einer psychischen Störung auf eine vergangene Traumatisierung ist fachlich unzulässig und reduziert oft sehr konplexe Phänomene auf einen scheinbar einzigen Auslöser. Sinnvoll ist es, individuelle Störungsmodelle mit den Patientinnen und Patienten zu entwickeln und gemeinsam nach allen Einflussgrößen und Veränderungsmöglichkeiten zu suchen.

Traumafolgen unterhalb der diagnostischen Schwelle

Nicht jeder traumatisierte Mensch wird Patientin oder Patient in einer Psychiatrie oder Psychotherapie. Ein Trauma ist nicht automatisch gleichzusetzen mit einer der bisher dargestellten psychischen Störungen. Nur ein Teil der traumatisierten Menschen erfüllt die Kriterien für eine psychische Störung. Viele entwickeln belastende Symptome, bleiben aber unterhalb diagnostischer Schwellen. Wichtiger noch: Die Folgen einer Traumatisierung gehen über die dargestellten Störungsbilder hinaus bzw. werden von ihnen nur in Teilen wiedergegeben. Im Folgenden möchte ich einige weitere, häufig vorkommende Traumafolgen beschreiben. Dabei gilt immer: So individuell wie das traumatische Ereignis und seine Verarbeitung sind auch die Folgen. Aus diesem Grund erhebt diese Auflistung keinen Anspruch auf Vollständigkeit.

Auch Menschen, die nach einer Traumatisierung keine psychische Störung im Sinne des Überschreitens einer diagnostischen Schwelle entwickeln, können unter den Folgen des Erlebten deutlich und dauerhaft leiden. Sie profitieren von passenden niedrigschwelligen Angboten, wenn die Schwelle für eine Psychotherapie (Störung mit Krankheitswert und entsprechenden Belastungen) nicht erreicht ist.

Veränderung der Sicht auf Welt und Identität

Jeder Mensch geht mit einem Satz von Grundannahmen durchs Leben, die er für zutreffend hält, bis das Gegenteil bewiesen ist. Diese Grundannahmen oder Metakognitionen bilden sich im Lauf der Biografie heraus und haben handlungsleitende Bedeutung. Solche impliziten Grundüberzeugungen können beispielsweise sein:

- »Eltern schützen ihre Kinder.«
- »Nahe Menschen werden mir nichts tun.«
- »Mir wird schon nichts passieren.«

- »Ich bin stets handlungsfähig.«
- »Ich habe Kontrolle über meinen Körper.«
- »Ich habe Kontrolle über Sexualität.«
- »Begangenes Unrecht wird gesühnt werden.«

Eine erlebte Traumatisierung erschüttert solche Grundannahmen. Dies geschieht insbesondere dann, wenn Menschen durch andere Menschen traumatisiert werden.

Die Journalistin Susanne Leinemann beschrieb in einem Beitrag der Wochenzeitung *Die Zeit* vom 2. Dezember 2010 mit dem Titel »Der Überfall« sehr eindrücklich, wie sich ihre Grundüberzeugungen änderten, nachdem sie Opfer eines mit großer Brutalität von mehreren Tätern ausgeführten Raubüberfalls wurde: »Heute, nachdem ich weiß, was ich weiß, denke ich: Wo hast du bloß all die Jahre gelebt? In Wolkenkuckucksheim, in einer aufgeschäumten Latte-macchiato-Welt. Da waren zwei junge Männer, warum haben die mir nicht geholfen? Im Nachhinein muss ich fast lachen über meine Naivität. Doch es ist nicht nur Naivität, es sind die Spielregeln meiner Welt: Jung hilft Alt, Stark nimmt Rücksicht auf Schwach, Männer schlagen keine Frauen zusammen.«

Wird ein Mensch traumatisiert, so macht er eine Erfahrung großer Gefahr, verbunden mit eigener Hilflosigkeit und Handlungsunfähigkeit. Ein solches Erlebnis kann, wenn es deutlich von den bisherigen Erfahrungen abweicht, dauerhaft die Sicht auf die Welt verändern. Manche Betroffene werden misstrauischer gegenüber anderen Menschen, verändern ihr Verhalten, gehen zukünftig weniger Risiken ein.

Davon betroffen ist aber auch die Sicht auf die eigene Person. So ist mit einer Man-made-Traumatisierung das Erlebnis verbunden, zum Opfer eines anderen Menschen geworden zu sein, ohne dies verhindert haben zu können. Zur Erfahrung des Opferwerdens gehört oft, in den Augen des anderen vom Subjekt, dessen Bedürfnisse zu respektieren sind, zu einem Objekt geworden zu sein, dessen Bedürfnisse in der Situation keine Rolle gespielt haben. So müssen möglicherweise auch Grundannahmen zur eigenen Identität revidiert bzw. relativiert werden. Aus »Mir wird schon nichts passieren« könnte werden: »Mir ist oft nichts passiert, aber auch ich bin ein Mensch, dem etwas passieren kann und dem etwas passiert ist«. Solche Veränderungen der Grundüberzeugungen sind ein Teil der Traumabewältigung. > Traumabewältigung, Seiten 80 ff.

Es ist aber auch möglich, dass sich der Satz »Mir wird schon nichts passieren« im Sinne einer dauerhaften Viktimisierung ändert: »Mir wird immer wieder etwas passieren.«

Veränderungen von Körperwahrnehmung und Körperselbst

Bei Menschen, die Opfer von körperlicher bzw. sexueller Gewalt werden, können sich Körperwahrnehmung und Körper-Selbst dauerhaft ändern. Zum einen können Berührungen, die bisher als angenehm empfunden wurden, zum Trigger für Erinnerungen an das Trauma und damit aversiv werden. Daraus wiederum können beispielsweise Probleme im intimen sexuellen Kontakt erwachsen – bei der Therapie sexueller Funktionsstörungen wird deshalb in der Regel auch nach traumatischen Erlebnissen in der Anamnese gefragt.

Darüber hinaus kann sich das Körperselbst ändern. Diese Gefahr besteht dann, wenn Scham- oder Ekelgefühle aus der traumatischen Situation gegen den eigenen Körper gerichtet oder wenn die verobjektivierenden Haltungen oder Äußerungen des Täters übernommen werden. Nicht zuletzt können aus einer Traumatisierung auch dauerhafte Veränderungen des Körpers resultieren, die mit der Zeit ins Körper-Selbst integriert werden müssen: Narben, Verletzungen oder Beeinträchtigungen.

Veränderungen im sozialen Umfeld

Werden Menschen traumatisiert, so hat dies in der Regel nicht nur Auswirkungen auf sie selbst, sondern auch auf ihr soziales Umfeld. Das beginnt bei der Frage, ob und wieweit das Umfeld überhaupt darüber informiert wird bzw. werden kann, was geschehen ist, oder ob das Erlebte verheimlicht werden muss.

Unabhängig davon, wie viel das Umfeld weiß: Der traumatisierte Mensch verändert sich, hat möglicherweise andere Nähe- oder Distanzwünsche, stellt Grundlegendes infrage, wird vielleicht schneller wütend, ist verzweifelt, macht Vorwürfe, ist emotional labil oder zeigt Stimmungsschwankungen, zeigt Rückzugsverhalten etc. In nahstehenden Menschen lösen diese Veränderungen entsprechende Reaktionen aus: Hilflosigkeit, Traurigkeit, Angst um den Betroffenen, Wut. Das Umfeld muss sich, ebenso wie der traumatisierte Mensch, an die veränderte Situation anpassen. Ein Teil davon kann sein, den Umgang mit eigenen Scham- oder Schuldgefühlen zu lernen und auch zu akzeptieren, dass es nicht gelang, den betroffenen Menschen zu schützen.

Systeme wie Familien können durch die Traumatisierung eines Mitglieds abrupt aus dem Gleichgewicht geraten. Im besten Fall gelingt es, ein neues, funktionales Gleichgewicht zu etablieren. Traumata können aber Familien und Gemeinschaften auch dauerhaft belasten und sie bisweilen zerstören, weil das Vertrauen in andere verloren gegangen ist oder weil die Ereignisse die Bewältigungsformen der einzelnen Mitglieder völlig überfordern. Alexander Korittko und Karl Heinz Pleyer (2016) sprechen in diesem Zusammenhang von systemischer Erstarrung. Wird das Trauma innerhalb der Familie nicht überwunden, so frieren Interaktion und Kommunikation ein. Das Trauma wird nicht »vergangenheitsfähig«, das System steht still.

Traumatische Erfahrungen eines Familienmitglieds können nicht nur unmittelbar auf andere Mitglieder des Familiensystems einwirken, sie können auch über mehrere Generationen hinweg in unterschiedlicher Weise Auswirkungen entfalten. Führen traumatische Erlebnisse, zum Beispiel durch Krieg, Flucht oder Vertreibung, zu vermehrten Ängsten bei Betroffenen, so können diese Ängste in Form von Modelllernen von den

Kindern übernommen werden. Lydia Hantke und Hans-Joachim Görges (2012) nennen als einen transgenerationalen Effekt neben anderen die nicht erfolgte Trauer traumatisierter Eltern, die erst durch deren Kinder unbewusst ausgedrückt wird.

Auch einzelne Symptome können weitergegeben werden: Udo Baer und Gabriele Frick-Baer (2010) berichten von Ängsten einer Patientin vor Dunkelheit in engen Räumen, die selbst keine entsprechenden traumatischen Erfahrungen gemacht hatte, deren Mutter und Schwester aber bei einem Bombenangriff im Zweiten Weltkrieg verschüttet worden waren. Hartmut Radebold (2009) nennt spezifische Probleme von Kindern, deren Eltern selbst Kriegskinder waren: ein familiäres Klima, in dem für die Sicherheit der eigenen Kinder zwar gut gesorgt ist, in dem aber die Eltern für psychische Probleme ihrer Kinder kaum ansprechbar sind und ihre eigenen Erfahrungen den Kindern gegenüber verbergen.

Natan Kellermann (2009) beschreibt typische Probleme von Kindern, deren Eltern als Kinder den Holocaust überlebten: eine Prädisposition zur Entwicklung einer PTBS, Schwierigkeiten in der Individuation, Phasen von Angst und Depression in Krisen, Beeinträchtigungen des beruflichen, sozialen und emotionalen Funktionsniveaus etc., die er unter anderem auf die Übernahme elterlicher Rollenanteile für ihre verwaisten Eltern zurückführt (siehe dazu auch Brisch 2022).

Nicht nur eigene traumatische Erfahrungen können psychische Beeinträchtigungen bewirken, auch traumatische Erfahrungen der Eltern und Großeltern können von Bedeutung sein. Deshalb ist es von großer Wichtigkeit, in der Anamnese nicht nur nach eigenen Traumata zu fragen, sondern auch die Ebene früherer Generationen mit im Blick zu haben.

Verändertes Sicherheitsbedürfnis

Die traumatische Erfahrung führt bei vielen Betroffenen in der Folge zu einer veränderten Gefahreneinschätzung, auch in weiteren sozialen

Interaktionen. Die Wahrnehmungsschwelle für potenzielle Bedrohungen sinkt, oft bleibt eine erhöhte Schreckhaftigkeit. Manche Betroffene beobachten sehr genau, in welcher Umgebung sie sich befinden, und zwar in dem Versuch, Bedrohungen frühzeitig zu erkennen und damit ausschalten zu können. Die Toleranz gegenüber unklaren oder potenziell bedrohlichen Situationen sinkt, das Bedürfnis nach Sicherheit steigt. Dazu kann auch gehören, dass Menschen nach traumatischen Erfahrungen räumliche Nähe zu anderen Menschen als bedrohlicher erleben als vor dem Ereignis.

Traumatisierte Patientinnen und Patienten haben in der Regel ein hohes Sicherheitsbedürfnis und eine niedrige Toleranzschwelle für unklares, vor allem aber für aggressives und grenzüberschreitendes Verhalten. In der professionellen Interaktion ist alles zu fördern, was Sicherheit schafft, und alles zu unterlassen, was als Verunsicherung oder Grenzüberschreitung erlebt werden könnte. Wichtig ist, die räumliche Distanz so zu wählen, dass sich das Gegenüber sicher fühlt. Dazu gehört, sich nicht ohne Erlaubnis zu nähern, die Person nicht unabgesprochen zu berühren, nicht überraschend hinter ihren Rücken zu treten etc. Hilfreich ist es hier, zu erfragen, ob die räumliche Distanz angemessen ist. Selbstverständlich ist auch verbales und nonverbales aggressives und grenzüberschreitendes Verhalten zu unterlassen.

Traumatisierte Menschen haben häufig ein hohes Sicherheitsbedürfnis und eine niedrige Toleranzschwelle vor allem für aggressives und grenzüberschreitendes Verhalten. Deshalb sollte alles unternommen werden, um das Sicherheitsgefühl zu stärken. Dazu gehört auch, abzufragen, ob alles im Raum passend ist – der Abstand, die Beleuchtung, offenes/geschlossenes Fenster etc. Neben dem Gefühl von Sicherheit wird damit auch signalisiert, dass das Gegenüber als Subjekt mit eigenen, legitimen Bedürfnissen gesehen wird und dass diese Bedürfnisse in der professionellen Interaktion einen sehr hohen Stellenwert haben.

Trauer

Trauma und Trauer stehen in einer engen Beziehung zueinander. So kann der allmähliche Prozess der Traumaverarbeitung zumindest in Teilen auch als ein Trauerprozess verstanden werden. Andersherum können Verlusterlebnisse und damit verbundene Trauer bei Menschen, die traumatisiert wurden, auch Jahre später traumatische Erinnerungen und Erfahrungen aktivieren (Reddemann 2018). Dieser Zusammenhang stellt eine mögliche Erklärung dafür dar, warum bei manchen Menschen traumatische Kriegserlebnisse, die zum Teil über Jahrzehnte nicht mehr bewusst waren, im Alter wieder ins Bewusstsein treten.

Viele Menschen, die traumatisiert wurden, haben neben der Anpassung an die damit veränderte Lebensrealität einen zweiten Anpassungsprozess zu durchlaufen: die Verarbeitung des Verlustes naher Menschen. Überlebende von Katastrophen haben dabei vielleicht einen Familienangehörigen, Partner oder Freund verloren, Überlebende von Unfällen jenen Menschen, der in der Situation an ihrer Seite war. Die natürliche Reaktion auf solche Verluste ist Trauer: das heißt die individuelle Ausdrucksform der bewussten und unbewussten Prozesse während der Verarbeitung des Verlustes einer nahestehenden Person.

Verluste im Rahmen traumatischer Ereignisse sind immer damit verbunden, dass Verstorbene plötzlich, oftmals in sehr erschreckender Weise, aus dem Leben der Hinterbliebenen gerissen wurden. Eine weitere Besonderheit liegt darin, dass manche Hinterbliebene in derselben Situation wie der Verstorbene waren, diese aber überlebten. Eine der frühesten Beschreibungen von Trauerprozessen im Kontext von Traumatisierungen stammt von Erich Lindemann (1985). Lindemann behandelte Überlebende und Angehörige von Opfern des Brandes im Bostoner Nachtclub »Coconut Grove«, bei dem im Jahr 1942 fast fünfhundert Menschen zu Tode kamen. Er beschreibt zum Teil intensive Trauerreaktionen, teilweise verbunden mit Schuldgefühlen bei Überlebenden, die in einem Fall in den Suizid eines Patienten mündeten.

Trauer ist grundsätzlich kein psychiatrisches Phänomen, sondern ein normaler, dem Menschen eigener Verarbeitungsprozess. Es ist dabei allgemein schwierig, eine Norm für Trauer zu definieren, weil diese sehr individuell und zudem kulturell geprägt verläuft. Trauerprozesse im Kontext traumatischer Erlebnisse können sich dennoch von normalen Trauerprozessen unterscheiden – dazu ein Fallbeispiel:

BEISPIEL

Herr K. hat vor zehn Wochen seine Tochter durch eine Gewalttat verloren, sie wurde von ihrem Partner erstochen. Durch Polizeibeamte hat Herr K. erfahren, wie seine Tochter starb und wie schwerwiegend die Verletzungen waren, die ihr zugefügt wurden. Seitdem hat Herr K. Albträume, in denen er seine verletzte, sterbende Tochter sieht. Manchmal träumt er auch vom Gesicht des Täters, verbunden mit minutenlanger Desorientiertheit nach dem Erwachen. Diese Träume sind für Herrn K. so belastend, dass er sich vor dem Schlafen fürchtet und den Zeitpunkt des Einschlafens immer weiter verschiebt.

Er berichtet, dass er auch Wochen nach der Tat und einige Zeit nach der Beerdigung noch immer kaum glauben kann, dass seine Tochter nicht mehr am Leben ist. Er sehnt sich sehr nach ihr und leidet gleichzeitig an plötzlich einschießenden Erinnerungen an sie. Er hat alle Bilder, die er von der Verstorbenen hat, weggeschlossen, weil es für ihn zu schmerzlich ist, diese anzusehen. Herr K. berichtet von Gefühlen innerer Leere und von Sinnverlust. Er muss sich sehr zwingen, zur Arbeit zu gehen. Sozialen Kontakten, auch zu Freunden und Familie, geht er nach Möglichkeit aus dem Weg.

Für von normaler Trauer abweichende Trauerprozesse im Kontext einer Traumatisierung wurden verschiedene Begriffe geprägt: pathologische Trauer, komplizierte Trauer, traumatische Trauer (Übersicht bei Rosner & Wagner 2013). Den Unterschied zu nichttraumatischer Trauer stellen Intrusionen, intensive Sehnsucht nach dem Verstorbenen sowie

Schwierigkeiten dar, das gewohnte Leben weiterzuführen. Traumatische Trauerprozesse können sowohl bei primär traumatisierten Menschen (die sich in derselben traumatischen Situation befanden wie der Verstorbene) als auch bei sekundär traumatisierten Menschen (die sich nicht in derselben Situation befanden) auftreten.

Selbstverständlich verläuft der überwiegende Teil der Trauerprozesse im Kontext von Traumatisierungen nicht in dieser spezifischen Form, sondern als normaler Trauerprozess. Trauerarbeit und Traumaverarbeitung stellen für die Betroffenen aber immer eine besondere Anforderung und Belastung dar.

Auch wenn die Mehrzahl traumatisierter Menschen keine behandlungsbedürftige PTBS davonträgt, bedeutet dies nicht, dass diese Betroffenen nicht unter zum Teil erheblichen Belastungen leiden und sich ihre Sicht auf Selbst, Umwelt und Bedürfnisse nicht verändert. Diese Anpassungsprozesse können gut therapeutisch begleitet und unterstützt werden, dysfunktionale Annahmen im Sinne von Schuld und Scham oder Generalisierungen können behutsam korrigiert werden. Trauernde traumatisierte Menschen profitieren von einer empathischen, nicht normativen Begleitung und Unterstützung ihres Trauerprozesses.

Traumabewältigung

Die Mehrzahl der Menschen erlebt im Lauf ihres Lebens mindestens ein traumatisches Ereignis. Der größere Teil von ihnen wird diese Erlebnisse mit der Zeit bewältigen, ohne dass behandlungsbedürftige Störungen als Folge auftreten. Wir können davon ausgehen, dass die Möglichkeit, traumatische Erlebnisse zu verarbeiten, allen Menschen grundsätzlich gegeben ist. Dessen ungeachtet sind bestimmte Erlebnisse so schrecklich, dass es verwundern würde, wenn sie leicht zu verarbeiten wären.

Risikofaktoren der Traumabewältigung

Die Frage, welche Faktoren die Bewältigung traumatischer Erfahrungen behindern, ist weit besser erforscht als die Frage, welche Faktoren die Bewältigung fördern. Das liegt daran, dass wir gerade jene Menschen im Behandlungssystem finden, die Schwierigkeiten bei der Bewältigung hatten und Folgestörungen entwickelten – und an der daraus entstandenen Defizitorientierung helfender Berufsgruppen. Die Art der traumatischen Situation spielt eine große Rolle dabei, ob eine Bewältigung gelingt oder nicht. Allerdings zeigen sich große Unterschiede bei Menschen, die ähnliche traumatische Erlebnisse durchgemacht haben. Und selbst Menschen, die mehr oder weniger die gleiche Situation erlebt haben, können sich in der Verarbeitung gravierend unterscheiden.

BEISPIEL

Herr und Frau W. kommen gemeinsam zum Gespräch in eine psychiatrische Institutsambulanz. Sie haben vor knapp einem halben

Jahr einen schweren Unfall auf der Autobahn erlebt: Herr W. saß am Steuer, seine Frau neben ihm. Im dichten Nebel sind sie an einer Unfallstelle auf ein bereits stehendes Fahrzeug aufgefahren. Wenige Augenblicke später fuhr ein weiteres Auto ins Heck ihres Wagens.

Herr W. berichtet, dass er sofort die Zündung ausgeschaltet und seine Frau aufgefordert habe, mit ihm auszusteigen, sie habe aber trotz mehrfacher Ansprache nicht reagiert. Er sei dann ausgestiegen und auf die Beifahrerseite gegangen, um seine Frau aus dem Fahrzeug zu ziehen und hinter die Leitplanke zu legen. Im Anschluss habe er nach anderen Insassen geschaut und die Fahrerin des Wagens vor ihnen, blutend und nicht bei Bewusstsein, ebenfalls aus ihrem Auto und in Sicherheit gebracht. Kurze Zeit später seien Rettungskräfte an der Unfallstelle erschienen.

Während Herr W. vom Unfallgeschehen erzählt, wird seine Frau unruhig. Herr W. berichtet, dass sie sich bis heute nicht von dem Unfall erholt habe. Sie wolle nicht mehr Auto fahren, schlafe schlecht, sei unruhig und berichte, dass sie die Bilder des Aufpralls nicht mehr loswerde. Herr W. kann dies nicht verstehen, er sei es doch gewesen, der die verletzte Frau gesehen und gerettet habe, und überhaupt sei ihnen doch nichts passiert. Man müsse doch irgendwann wieder zur Normalität zurückkehren.

In diesem Fallbeispiel haben zwei Menschen dieselbe Situation deutlich unterschiedlich erlebt. Während sich Herr W. von Anfang bis Ende als kontrolliert und handlungsfähig erfuhr, reagierte Frau W. bereits beim Auffahren auf das stehende Fahrzeug mit überflutender Angst und Hilflosigkeit. An den Aufprall des zweiten Fahrzeugs hat sie nur noch bruchstückhafte Erinnerungen, weil zu diesem Zeitpunkt bereits peritraumatische Dissoziationen eingesetzt hatten. Noch weit nach dem Eintreffen der Rettungskräfte und der Erstversorgung am Unfallort hatte sie das Gefühl, der Situation ohnmächtig ausgesetzt zu sein. Als ihr Mann sich um die Verletzte kümmerte, fühlte sie sich von der einzigen Person verlassen, die sie in dieser Situation hätte schützen können.

Es stellte sich heraus, dass Frau W. als Kind einen schweren Autounfall mit ihren Eltern erlebt hatte, bei dem eine mitfahrende Freundin getötet worden war. Zum Zeitpunkt des zweiten Unfalls war Frau W. bereits wegen einer depressiven Störung in psychiatrischer Behandlung.

Risikofaktoren für eine Behinderung der Traumabewältigung können zeitlich schon weit vor dem Trauma liegen. Frühere, unbewältigte traumatische Erfahrungen und vorher bestehende psychische Störungen stellen einen Risikofaktor dar. In der Situation stört starke Dissoziation die Gedächtnisbildung und ist damit ein Risikofaktor für die spätere Traumaverarbeitung. Das bewusste Erleben eigener Hilflosigkeit bis hin zur Erstarrung (»Freezing«) in der traumatischen Situation erschwert die spätere Verarbeitung. Treten nach der Situation wie in diesem Beispiel über Wochen und Monate Intrusionen, Übererregung und weitere Stress- bzw. Belastungssymptome auf, so können diese verhindern, dass die Situation als abgeschlossen und die Gefahr als überwunden erlebt wird.

Traumabewältigung ist ein individueller und damit bei jedem Menschen einzigartiger Prozess, der sich über viele Jahre erstrecken und in dem professionelle Unterstützung ein Baustein sein **kann,** ***aber nicht*** **muss.** ***Dennoch sollte Betroffenen professionelle Unterstützung angeboten werden, wenn möglich, bereits früh nach der erlebten Traumatisierung – zum Beispiel auf Einsatzstellen durch Polizei und Feuerwehr.***

In der folgenden Tabelle (Abbildung 6) sind einige der bisher bekannten Risikofaktoren dargestellt. Prätraumatische Faktoren beziehen sich auf die Zeit vor dem Ereignis; peritraumatische Faktoren auf objektive Situations- sowie subjektive Wahrnehmungs- und Bewältigungsvariablen in der traumatischen Situation; posttraumatische Faktoren auf die unmittelbaren psychischen und physischen Folgen, den Umgang mit ihnen sowie den Bewältigungsstil.

ABBILDUNG 6

Risikofaktoren für die Traumabewältigung (zusammengestellt aus: Angenendt u. a. 2013; Boos 2014; Maragkos 2003; Resick 2003)

Prätraumatische Faktoren	Peritraumatische Faktoren	Posttraumatische Faktoren
weibliches Geschlecht	Art und Schwere des Traumas	fehlende soziale Unterstützung
jüngeres Alter	Dauer der Situation	andauernde Stresssymptome
vorbestehende Traumatisierung	erlebte Hilflosigkeit	andauernde Intrusionen
vorbestehende psychische Störungen	Selbstaufgabe	Verletzungen und Behinderungen
Missbrauch/Misshandlung in der Kindheit	starke Dissoziation während der traumatischen Situation	Verluste
bei Opfern von Kriminalität: Nähe zum Täter	Einschätzung der Bedrohung als hoch	chronische Schmerzen
starke Überzeugung von Unverletzbarkeit		Versuche, Erinnerungen zu unterdrücken
unsicherer Bindungsstil		Angst vor eigenen intensiven Gefühlen
		vermeidender Bewältigungsstil
		Selbstbeschuldigungen

Ebenen der Traumabewältigung

Traumabewältigung bedeutet, ein traumatisches Ereignis mit der Zeit schrittweise integrieren zu können. Eine solche Integration hat dann stattgefunden, wenn das Ereignis in einen Sinnzusammenhang gestellt ist, wenn also eine Geschichte darüber erzählt werden kann, was wann warum geschah und wie es danach weiterging. Etwas zu bewältigen, bedeutet auch, Kontrolle über die Erinnerungen an das Ereignis zu gewinnen, sich also bewusst erinnern zu können, anstatt den Erinnerungen hilflos ausgeliefert zu sein.

Traumabewältigung bedeutet nicht, das Trauma zu vergessen, keine schmerzhaften Erinnerungen mehr zu haben, nicht mehr unter dem zu leiden, was geschah. Es bedeutet ebenfalls nicht, das Leben so, wie es zuvor war, bruchlos wieder aufnehmen zu können – eine Traumatisierung ist immer eine Zäsur, die eine Umgestaltung, manchmal eine Neuorientierung hinsichtlich wichtiger Lebensbereiche erfordert.

Traumabewältigung erfolgt auf mehreren Ebenen gleichzeitig. Auf der Verhaltensebene kann es, zum Beispiel bei Opfern einer Straftat, hilfreich sein, Anzeige zu erstatten, mit den Ermittlungsbehörden in einem Austausch über den Fortgang zu bleiben und irgendwann einem Prozess beizuwohnen. Es kann notwendig sein, Wertgegenstände zu ersetzen, sich eine neue Unterkunft zu suchen, im Todesfall eine Beerdigung zu organisieren etc. Manchen Menschen kann es helfen, selbst wieder aktiv werden zu können. Andere erleben diese neuen Anforderungen als Überforderung und sind auf Entlastung und Unterstützung angewiesen. Für sie kann es sinnvoller sein, sich eine Zeit lang von wichtigen Verpflichtungen entbinden zu lassen und sich in einen geschützten Rahmen zurückzuziehen, um, wie es einmal eine Klientin ausdrückte, sich »erst einmal eine Weile die Wunden lecken« zu können.

Vor allem in der Phase unmittelbar nach der Traumatisierung ist es für Betroffene notwendig, alles zu unternehmen, um sich wieder sicher oder zumindest sicherer fühlen zu können. Das kann bedeuten, sich bei wichtigen Gängen begleiten zu lassen oder den Aufenthaltsort zu wechseln. Auf emotionaler Ebene bedeutet Traumabewältigung, einen Weg zu finden, um mit den Erinnerungen an das Ereignis und den damit zusammenhängenden Affekten umgehen zu lernen. Auf kognitiver Ebene bedeutet Bewältigung, zu verstehen, was geschehen ist, und das Verstandene in einen Sinnzusammenhang einzuordnen.

Im Verlauf eines Bewältigungsprozesses wird es Phasen geben, in denen eine aktive Auseinandersetzung sinnvoll ist, und andere Phasen, in denen es um Erholung und Entlastung geht oder in denen andere Dinge im Leben einen höheren Stellenwert erhalten. Professionelle Helferinnen und Helfer sollten die Fähigkeit Betroffener, eigene Bedürfnisse und Grenzen zu erkennen und danach handeln zu können, fördern. Entscheiden sich Patientinnen und Patienten dafür, sich jetzt erst einmal nicht mehr mit dem Trauma zu beschäftigen, ist dies zu respektieren.

Protektive Faktoren der Traumabewältigung

Je stabiler ein Mensch vor der Traumatisierung war, desto größer sind die Chancen, das Erlebte gut verarbeiten zu können. In seinen Arbeiten zu Faktoren und zum Konzept der Salutogenese nennt Aaron Antonovsky (1997) den »sense of coherence« als wichtigen Bewältigungsfaktor. Er konnte zeigen, dass die grundlegende Wahrnehmung von Stimmigkeit und Verbundenheit zwischen der eigenen Person und der Umwelt einen wesentlichen Faktor bei der Bewältigung von Traumata darstellt. Menschen mit einem ausgeprägten Kohärenzsinn erleben die Umwelt als verstehbar, kontrollierbar, sinnhaft und verfügen über ein hohes subjektives Maß an Selbstwirksamkeit. Studien belegen einen positiven Zusammenhang zwischen Kohärenzerleben und Traumaverarbeitung (Hausmann 2003).

Ergebnisse aus der Resilienzforschung nennen als weitere protektive Faktoren nach Traumatisierungen unter anderem eine geringe Stressneigung, eine gute Impulskontrolle, eine effektive Aufmerksamkeitslenkung, Optimismus, Spiritualität bzw. religiöse Überzeugungen, das Vorhandensein sicherer Bindungen und ein stabiles soziales Netzwerk (Fooken 2013).

Phasen der akuten Traumareaktion

Traumabewältigung ist für viele Betroffene ein lebenslanger Prozess. Die akute Reaktion auf traumatische Erlebnisse hingegen ist zeitlich begrenzt. Das folgende Phasenmodell zeigt den Verlauf in den ersten rund vier Wochen nach einem traumatischen Ereignis (nach Fischer & Riedesser 2020):

Schockphase Die Dauer dieser Phase beträgt eine Stunde bis eine Woche. Betroffene erleben eine Art Betäubung und können zu Beginn nicht glauben, was geschehen ist, bzw. verleugnen das Geschehene. Es kommen vielfältige dissoziative Phänomene wie Derealisations- oder Depersonalisationserleben, verändertes Zeiterleben und eingeengte Wahrnehmung vor. Der Zugang zu den eigenen Gefühlen kann eingeschränkt sein bis dahin, dass kaum Gefühle wahrgenommen werden.

Einwirkungsphase Diese Phase folgt der Schockphase und kann bis zu zwei Wochen andauern. Es können Selbstzweifel, Ärger und Vorwürfe (gegenüber Einsatzkräften, Ärzten, Helferinnen etc.) auftreten. Der Zugang zu den eigenen Gefühlen kommt zurück: Hilflosigkeit, Trauer, Angst und andere. Vegetative Symptome in dieser Phase sind Übererregung, Einschlafstörungen, Hypervigilanz, Schreckhaftigkeit. Intrusionen wie Albträume oder Flashbacks können vorhanden sein. Manchmal treten Schuldgefühle auf, beispielsweise im Sinne von »Überlebensschuld«: der Gedanke, das eigene Überleben nicht verdient zu haben, während andere Menschen zu Tode kamen.

Erholungsphase Diese folgt der Einwirkungsphase und dauert bis zu vier Wochen nach dem Ereignis. Es geht darum, sich vom traumatischen Stress zu erholen und weitere Stressoren zu vermeiden. Betroffene sollten sich in einer sicheren Umgebung befinden und auf soziale Unterstützung zurückgreifen können. Erst wenn die Erholungsphase durchlaufen ist, ist eine Konfrontation mit Stressoren bzw. mit der traumatischen Umgebung grundsätzlich wieder möglich.

Auch wenn Betroffene in der Schockphase nur eingeschränkt erreichbar sind, bedeutet dies nicht, dass soziale Unterstützung nicht wahrgenommen wird. Diese ist schon in dieser sehr frühen Phase sehr hilfreich – eine Erfahrung, die Einsatzkräfte und Notfallseelsorgerinnen in ihrer täglichen Arbeit immer wieder machen. Für alle profesionellen Arbeitsfelder bedeutet dies, bei Patientinnen und Patienten nach akuter Traumatisierung nicht zurückzuschrecken, sondern sich darauf zu besinnen, dass in jedem Arbeitsfeld soziale Unterstützung geleistet werden kann und für akut traumatisierte Menschen hilfreich ist.

Wie bei allen Phasenmodellen handelt es sich auch hier um einen prototypischen Verlauf mit deutlicher interpersoneller Varianz, und zwar sowohl was die Zeiträume als auch was das Symptombild in den einzelnen Phasen betrifft. Zu berücksichtigen ist, dass nicht alle Betroffenen die Möglichkeit haben, alle Phasen bis zum Ende der Erholungsphase zu durchlaufen und damit die akute Traumareaktion abzuschließen. Manchmal sind die Stresssymptome bzw. die Intrusionen zu massiv, manchmal kommen in der Einwirkungs- oder Erholungsphase neue Stressoren oder Traumata hinzu (im Krieg, bei Folter, bei bestehendem Täterkontakt, wenn Überlebende über den Tod von Freunden und Angehörigen informiert werden etc.).

Es ist auch möglich, dass Betroffenen bestimmte Ressourcen, die in der Erholungsphase hilfreich sind, nicht oder nur eingeschränkt zur Verfügung stehen. Darunter fällt eine ausreichende finanzielle und arbeitsrechtliche Absicherung, um, wenn nötig, dem Arbeitsplatz eine Zeit lang fernbleiben zu können. Ein Ortswechsel zur Erholung setzt in den meisten Fällen das Vorhandensein entsprechender finanzieller Möglichkeiten voraus. Für viele Menschen mit Fluchthintergrund ist der Aufenthaltsstatus entscheidend dafür, ob und welche sozialrechtlichen Leistungen in Anspruch genommen werden können. Zuletzt verfügen leider viele von einem Trauma Betroffene nicht über ein stabilisierendes soziales Umfeld oder sind nicht in der Lage, vorhandene soziale Strukturen zu nutzen.

Gelingt es, die Erholungsphase zu durchlaufen, so ist die akute Traumareaktion abgeschlossen und ein wichtiger Schritt zur Bewältigung vollzogen. Wird die Erholung gestört oder unterbrochen, steigt das Risiko der Chronifizierung der akuten Symptomatik. In der Akutphase ist es deshalb wichtig, alles zu fördern, was der Erholung dient. Vermeidbare Stressoren gilt es zu identifizieren und zu minimieren bzw. Betroffene zu ermutigen, sich soziale Unterstützung einzuholen. Professionelle Unterstützung in der Akutphase bedeutet also, die Betroffenen dabei zu unterstützen, sich so weit wie möglich von Stress zu entlasten und so viel Erholung wie möglich zu erreichen.

Soziale Unterstützung bei der Traumabewältigung

Soziale Unterstützung ist einer der wesentlichen Faktoren für die Bewältigung von Traumata. So zeigen Ergebnisse von Studien, dass die Möglichkeit, mit anderen Menschen über das Trauma sprechen zu können, die subjektive Befindlichkeit verbessert, die Häufigkeit von Arztbesuchen reduziert und den Immunstatus des Körpers verbessert (Maercker 2013). Betrifft ein Trauma viele Menschen (etwa nach Naturkatastrophen oder infolge kriegerischer Handlungen), so treten weniger Folgestörungen auf als bei individueller Traumatisierung – sich als Teil einer Schicksalsgemeinschaft zu erleben, erleichtert die Kommunikation darüber und damit die Bewältigung.

Bedeutsam ist aber nicht nur, überhaupt mit anderen Menschen sprechen zu können, sondern auch deren Reaktion: Erleben Betroffene Anerkennung und Mitgefühl für die besondere Lage, in der sie sich befinden, und für ihre Bewältigungsleistung, so reduziert dies die psychischen Belastungen und Symptome, während sich die Befindlichkeit verbessert. Wird ihnen stattdessen mit Unverständnis begegnet, so steigt die Symptomlast an.

UNTERSTÜTZUNGSWEISEN Soziale Unterstützung kann in unterschiedlicher Weise erfolgen: als emotionale Unterstützung, als Vermittlung wichtiger Informationen, als soziale Begleitung und als instrumentelle Unterstützung (Resick 2003). *Emotionale Unterstützung* bedeutet die Bereitschaft, sich als empathischer Zuhörer zur Verfügung zu stellen. *Information* beinhaltet zum einen Hinweise auf helfende Dienste oder Unterstützung bei der Inanspruchnahme von Hilfeleistungen, zum anderen auch »psychoedukative« Aspekte wie Hinweise darauf, dass intrusive Symptome in der Akutphase »ganz normal« sind, und auf die zeitliche Dimension von Verarbeitungsprozessen. *Soziale Begleitung* bedeutet, dass bereits die Anwesenheit eines anderen Menschen in Zeiten hoher Stressbelastung diese senkt, indem Bindungswünsche erfüllt werden. *Instrumentelle Unterstützung* schließlich verweist auf aktive Hilfe etwa in Form von Besorgungen, die Betroffenen abgenommen werden, auf Unterstützung bei der Wiederbeschaffung zerstörten Eigentums und finanzielle Hilfe.

Traumatisierte Menschen müssen, sofern soziale Unterstützung vorhanden ist, diese auch nutzen können. Studien aus der Bindungsforschung zeigen, dass Menschen mit einem sicheren Bindungsstil eher als andere in der Lage sind, sich nach einem Trauma anderen Menschen anzuvertrauen, weil sie davon ausgehen, dass sie Unterstützung erfahren werden (Maragkos 2003). Menschen, die über diese Zuversicht nicht verfügen, müssen möglicherweise erst die Erfahrung machen, dass ihnen soziale Unterstützung angeboten wird und dass sie von ihr profitieren. Studienergebnisse zeigen aber auch, dass soziale Unterstützung nach einer Traumatisierung nicht unbegrenzt zur Verfügung steht, sondern dass die Bereitschaft, zu helfen, seitens der Umgebung mit der Zeit abnimmt. Dies war auch im obigen Fallbeispiel des Ehepaares W. geschehen: Herr W. hatte lange Zeit versucht, seine Frau zu unterstützen, bis er schließlich ermüdete und sein Verhalten für seine Frau – vor allem die Forderung, dass sie zur Alltagsnormalität zurückkehren solle – nicht mehr unterstützend, sondern belastend wirkte.

Der Moment, in dem soziale Unterstützung von Freunden und Verwandten nachlässt, ist häufig der Zeitpunkt, an dem professionelle Hilfe in Anspruch genommen wird. Professionelle Helferinnen und Helfer sollten die Stärkung der sozialen Kontakte der Betroffenen von Beginn an berücksichtigen.

Es ist wichtig, die soziale Dimension von Trauma und Traumabewältigung stets im Blick zu behalten. Eine Traumatisierung geschieht immer in sozialen Kontexten. Handelt es sich um Man-made-Traumata, so sind mindestens zwei Menschen beteiligt, die nicht selten eine Beziehung verbindet. Und so manches Trauma psychiatrischer Patientinnen und Patienten ist in Familiensystemen mit dysfunktionalen Strukturen entstanden.

Gesellschaftliche Normen geben vor, ob und in welcher Weise über Traumatisierung gesprochen werden kann oder nicht. In Deutschland sind beispielsweise bestimmte Berufsgruppen überproportional von Traumatisierungen betroffen: Feuerwehr, Polizei, Rettungsdienste. Wichtig für Betroffene dieser Berufsgruppen ist die Akzeptanz, dass Traumatisierungen geschehen und dass hinterher darüber gesprochen werden darf – was durchaus nicht in allen Arbeitsfeldern gleichermaßen der Fall ist. Bei psychiatrischen Patientinnen und Patienten sollten der berufliche Kontext und seine Belastungen gezielt abgefragt werden.

Wird soziale Unterstützung geleistet, so steigt die Chance, ein Trauma zu bewältigen. Wird sie versagt oder werden Betroffene verachtet, beschuldigt, invalidiert oder lächerlich gemacht, so wirken diese sozialen Erlebnisse toxisch. Auch professionell Tätige (Sozialarbeiterinnen, Ärzte, Psychologinnen, Psychotherapeuten, Notfallseelsorgerinnen etc.) sind ein Teil der sozialen Umwelt Betroffener und können die Verarbeitung unterstützen oder behindern.

Das Gleiche gilt für Polizeibeamte und Juristinnen in der sozialen Interaktion mit traumatisierten Opfern von Straftaten. Wir alle, die wir mit Betroffenen in Kontakt kommen, sind Teil ihrer sozialen Umwelt und haben damit die Chance, Traumabewältigung zu unterstützen. Verstehen wir Traumatisierung ausschließlich als medizinisch-psychopathologisches Phänomen, um das sich besser spezialisierte Berufsgruppen aus Psychiatrie und Traumatherapie kümmern sollten, dann entziehen wir Betroffenen soziale Unterstützung. Sicherlich ist eine gute Behandlung ein wichtiger Baustein, sie kann aber die soziale Umgebung und die Gesellschaft insgesamt nicht von ihrer Verpflichtung der Unterstützung und Fürsorge für Betroffene entbinden.

Professionell Tätige können traumatisierten Patientinnen und Patienten dadurch sehr helfen, dass sie soziale Unterstützung leisten. Dazu gehört, Verständnis und Mitgefühl für die Situation zu zeigen und die Bewältigungsleistung der Betroffenen im Sinne einer ressourcenorientierten Perspektive anzuerkennen.

Traumabewältigung und Reifung

Manchen Menschen gelingt es, aus extrem belastenden traumatischen Erlebnissen im Prozess der Traumabewältigung Impulse für ihre persönliche Weiterentwicklung im Sinne einer Reifung zu gewinnen. Die Reifung kann sich auf verschiedene Ebenen beziehen. Auf der Ebene der Grundüberzeugungen ist es möglich, das eigene Leben (nach dem Überstehen des Ereignisses) noch einmal anders wertzuschätzen, sich der eigenen Stärke vor dem Hintergrund der Bewältigungsleistung bewusster zu sein, neue Sinnbezüge herzustellen oder einen Wert in Spiritualität oder Religiosität zu finden. Auf der sozialen Ebene können Beziehungen anders bewertet und intensiver gelebt werden.

Auf der Handlungsebene kann Reifung bedeuten, neue Aufgaben zu übernehmen, zum Beispiel, andere traumatisierte Menschen zu unterstützen. Selbsthilfegruppen und viele Beratungseinrichtungen, die eine unverzichtbare und wertvolle Arbeit beispielsweise für Opfer sexueller Übergriffe oder von Gewaltverbrechen leisten, haben ihren Ursprung im großen Engagement Betroffener. Eine neue Aufgabe kann auch darin bestehen, mit der eigenen Geschichte an die Öffentlichkeit zu gehen und Zeugnis darüber abzulegen, was geschehen ist.

So beeindruckend diese Beispiele von Traumabewältigung in Einzelfällen sind: Sie können nicht der Erwartungsmaßstab sein, mit dem wir Betroffenen generell begegnen. Für viele hoch belastete Betroffene taugen Beispiele der gelungenen Traumareifung nicht als Modell – und ein Modell ist nur dann hilfreich, wenn die grundsätzliche Möglichkeit gesehen wird, ihm folgen zu können.

Traumabewältigung muss immer als individueller Prozess verstanden werden, in dem soziale Vergleiche wenig sinnvoll sind. Solche Vergleiche sind dann wahrscheinlich, wenn traumatisierte Menschen zu Gruppen zusammengefasst werden – Überlebende derselben Katastrophe, Mitglieder derselben traumatisierten Familie oder Gruppe, Menschen mit scheinbaren Ähnlichkeiten in den Biografien etc. Soziale Vergleiche können motivieren, sie können aber auch unter Druck setzen und eigene Fortschritte in der Bewältigung invalidieren. Ist dies der Fall, sollte die Unterschiedlichkeit in der Verarbeitung normalisiert und die Wertschätzung für das eigene Verarbeitungstempo und die eigene Verarbeitungsleistung erhöht werden.

Professionelle Hilfen

Professionelle Hilfe für von einem Trauma Betroffene wird tagtäglich in vielfältigen Arbeitsfeldern von unterschiedlichen Berufsgruppen geleistet: in der ärztlichen und psychotherapeutischen Versorgung, in der Jugendarbeit, in Einrichtungen der gemeindepsychiatrischen Versorgung, in Ämtern und Behörden, in Kirchengemeinden etc. Diese Einrichtungen bzw. die in ihnen tätigen Menschen leisten einen wichtigen Beitrag bei der Bewältigung traumatischer Erfahrungen.

Interventionen nach akuter Traumatisierung

Professionelle Interventionen nach akuter Traumatisierung beginnen oft schon an Einsatzstellen, etwa bei Unfällen oder Katastrophen. Sie können aber auch erst Tage oder Wochen nach dem Ereignis einsetzen und auch über einen längeren Zeitraum fortgeführt werden. An Einsatzstellen von Polizei oder Feuerwehr sind es oft die Beamtinnen und Beamten selbst, die als Erste intervenieren. Unterstützt werden sie dabei häufig von hinzugezogenen Fachleuten wie Notfallseelsorgern, Mitarbeitenden von Kriseninterventionsteams, Notfallpsychologen, Fachkräften der Psychosozialen Notfallversorgung (PSNV) oder auch aus Krisendiensten. An der Akutversorgung sind damit Helfer aus unterschiedlichsten Berufsgruppen sowie ehrenamtliche Helferinnen beteiligt.

Grundlage von PSNV-Maßnahmen sind die Leitlinien und Qualitätsstandards des Bundesamtes für Bevölkerungsschutz und Katastrophenhilfe, die in einem mehrjährigen Konsensusprozess erarbeitet wurden (BBK 2012). Sie enthalten Richtlinien für die Einsatznachsorge von Betroffenen (Überlebende, Angehörige, Betroffene, Hinterbliebene,

Vermissende) und für Einsätzkräfte an den Einsatzstellen. Diese Richtlinien beziehen sich auf die Akutphase und die Zeit danach und benennen die Verantwortlichkeiten entsprechender Stellen. In Berlin wurde, als ein Ergebnis der Evaluation der PSNV-Maßnahmen nach dem Anschlag am Breitscheidplatz 2016, die »Zentrale Koordinierungsstelle für Betroffene von Terroranschlägen und Großschadensereignissen und deren Angehörige« geschaffen, deren Aufgabe es ist, die einzelnen PSNV-Angebote zu bündeln, zu koordinieren und durch eigene Versorgungsangebote zu ergänzen, um damit eine bestmögliche Versorgung von Betroffenen zu gewährleisten. Im Jahr 2021 verabschiedete das Land Berlin außerdem ein PSNV-Gesetz (PSNVG), in dem unter anderem geregelt ist, dass bei entsprechendem Bedarf eine »Koordinierungsgruppe psychosoziale Notfallversorgung« eingerichtet wird, die alle PSNV-Maßnahmen in der Akutphase koordiniert und evaluiert. Eine solche Koordinierungsgruppe wurde nach einer Amokfahrt im Juni 2022 gebildet.

Die Frühintervention nach traumatischen Ereignissen ist eine Methode der Prävention von Traumafolgestörungen und der akuten Entlastung der Betroffenen. Sie dient folgenden Zielen:

- Befriedigung der Grundbedürfnisse nach Schutz und Sicherheit
- Zur-Verfügung-Stellen eines einfühlsamen Gesprächspartners
- Psychoedukation über mögliche Belastungsfolgen und Bewältigungsstrategien
- Aktivierung des sozialen Netzwerks
- Ermöglichung des Zugangs zu professionellen Hilfeangeboten

Zur Umsetzung dieser Ziele können folgende Strategien zum Einsatz kommen:

Sicherheit und Schutz Die betroffenen Personen sollten aus der unmittelbaren Situation weggeführt werden. Wichtig ist der Hinweis an die Betroffenen, dass sie jetzt außer Gefahr sind und die Situation vorbei ist. Es kann notwendig sein, eine erste Kategorie für die Einordnung des

Erlebten anzubieten (»Sie haben einen Unfall erlebt«). Wenn gewünscht, können behutsam Informationen zu den Geschehnissen gegeben werden. Wichtig ist, die Betroffenen zu fragen, was sie gerade benötigen, um sich sicherer zu fühlen, bzw. danach, ob die körperlichen Grundbedürfnisse (Wärme, Hunger, Durst) befriedigt sind. Wichtig ist außerdem, die Erlaubnis für das einzuholen, was man gerade tut (»Darf ich mich etwas zu Ihnen setzen?«), weil dies das Kontrollerleben erhöht.

Einfühlsamer Gesprächspartner sein Die Betroffenen sollten ermutigt, aber keinesfalls gedrängt werden, über das zu sprechen, was passiert ist. Werden dabei Gefühle gezeigt, so sollten diese zugelassen und validiert (bestätigt) werden. Helfende sind hier im Wesentlichen empathische Zuhörerinnen und Zuhörer. Werden Fragen nach eigenem Verschulden gestellt, sollte diesbezüglich entlastet werden.

Psychoedukation Es ist wichtig, Betroffene darauf vorzubereiten, dass die typischen Symptome auftreten können und dass diese nach einem traumatischen Erlebnis erstens normal sind und zweitens eine gute Chance besteht, dass sie remittieren. Die Betroffenen sollten angehalten werden, sich jetzt einige Zeit der Erholung zu gönnen und gut auf sich und ihre Bedürfnisse zu achten. Hilfreich kann sein, zu besprechen, wie der weitere Tag bzw. die nächsten Tage geplant werden können.

Aktivierung des sozialen Netzwerks Wenn möglich, sollten Bezugspersonen unmittelbar hinzukommen oder, falls dies nicht möglich ist, zeitnah in Kontakt mit den Betroffenen gebracht werden. Diese Bezugspersonen sollten ebenfalls psychoedukativ auf mögliche Symptome vorbereitet werden, damit sie die Betroffenen besser verstehen können. Steht kein soziales Netz zur Verfügung, sollte alternativ auf professionelle Hilfeangebote verwiesen werden.

Ermöglichen des Zugangs zu professioneller Hilfe Es ist wichtig, Betroffenen jene Stellen zu nennen, an die sie sich in den nächsten Tagen und Wochen wenden können, verbunden mit dem Hinweis, dass im Zuge der Bewältigung auch längere Zeit nach dem Ereignis noch der Bedarf nach professioneller Unterstützung entstehen kann. Haben die Helferinnen und Helfer selbst die Möglichkeit, die Betroffenen weiterhin zu begleiten, dann sollte ein entsprechendes Angebot gemacht werden. Hilfreicher als das Angebot, sich bei Bedarf melden zu können, kann ein fester Termin oder die Absprache der Kontaktaufnahme durch Helfende sein, weil damit die Schwelle, weitere Hilfe anzunehmen, gesenkt wird.

Nach akuter Traumatisierung sind Frühinterventionen hilfreich, die das Erleben von Sicherheit und Autonomie stärken, über mögliche Belastungsfolgen informieren sowie soziale und professionelle Unterstützung gewährleisten. Die Interventionen sollten strukturiert erfolgen und gleichzeitig den Bedürfnissen der Betroffenen Rechnung tragen.

Frühinterventionen greifen in den ersten Tagen bis Wochen nach dem Ereignis. Nach Möglichkeit sollte ein kontinuierliches Unterstützungsangebot erfolgen bzw. vermittelt werden, um Betroffene über einen längeren Zeitraum hinweg begleiten und die Symptomentwicklung und -schwere beobachten zu können.

Frühinterventionen werden mit Einzelpersonen oder mit Gruppen von Betroffenen durchgeführt. Eine Besonderheit stellt das Arbeiten mit traumatisierten Gruppen über einen längeren Zeitraum dar. Das folgende Fallbeispiel beschreibt einen solchen Interventionsprozess. In Klammern ist die Funktion der einzelnen Interventionssequenzen gesetzt. Die hier strukturiert erfolgten Interventionen entsprechen im Wesentlichen denen, die auch im Einzelsetting zur Anwendung kommen.

BEISPIEL

Es handelt sich um eine Gruppe von Mitarbeiterinnen und Mitarbeitern eines Einzelhandelsgeschäftes, die vier Tage zuvor Opfer eines bewaffneten Raubüberfalls und einer Geiselnahme wurden. Es ist das erste Mal seit dem Ereignis, dass die Gruppe wieder zusammentrifft. Dargestellt ist der Ablauf der ersten Gruppenintervention.

Zu Beginn werden die Wünsche und Erwartungen der Anwesenden erfragt und der Gesprächsrahmen definiert. Von der Gruppe wird der Wunsch geäußert, das eigene Befinden mitzuteilen und zu hören, wie es den anderen geht. Alle Beteiligten werden eingeladen, sich dabei Zeit zu lassen und sich selbst hinsichtlich der aktuellen Belastungen zu beobachten und Überforderung mitzuteilen *(Erhöhung des Kontrollerlebens).*

Im Anschluss berichten die Anwesenden, wie es ihnen aktuell geht. Die dabei geschilderten Symptome ähneln sich. Diese Ähnlichkeit wirkt entlastend, indem es das eigene Erleben normalisiert *(Entlastung durch Symptomrelativierung).* In der Gruppe wird Solidarität und Mitgefühl für die anderen geäußert *(Erleben sozialer Unterstützung).* Im Anschluss daran tragen die Anwesenden die Geschichte des Überfalls zusammen *(Anstoß zur Konstruktion einer Geschichte).* Diese gemeinsame Erzählung dient zum einen dazu, Worte für das Erlebte zu finden. Zum anderen zeigt sich, dass jedem der Anwesenden Teile der Erzählung bisher fehlten, sodass der gemeinsame Prozess Lücken schließt *(Gewinn von Sicherheit durch Information).*

Im nächsten Schritt fragen die Therapeuten die Anwesenden, woran sie merkten, dass die Situation vorbei und sie in Sicherheit waren *(Sicherheit durch Hinweis auf die Abgeschlossenheit der bedrohlichen Situation).* Dabei werden Differenzen deutlich: Ein Teil der Anwesenden fühlt sich außer Gefahr, andere befürchten, die Täter könnten wiederkommen und die Situation könnte sich wiederholen. Diese Befürchtungen werden in der Gruppe gemeinsam besprochen. Als Ergebnis entsteht der Konsens, dass mit einem erneuten Überfall nicht zu rechnen ist *(Gewinn von Sicherheit, innerer Abschluss der Situation).* Anschließend werden die Beteiligten gebeten, zu erzählen, was sie nach dem Überfall taten, als sie wieder zu Hause waren *(Gewinn von Sicherheit durch zeitliche Einordnung, Anstoß zur Konstruktion einer Geschichte).*

In der nun folgenden Pause teilen sich die Therapeuten ihren Eindruck vom Hilfebedarf der Anwesenden mit. Nach der Pause wird mit der Gruppe besprochen, dass die Therapeuten Informationen dazu geben werden, wie sich die Symptome der Beteiligten voraussichtlich in den kommenden Tagen und Wochen verändern werden *(Entlastung durch Information, Vorbereitung auf Stresssymptome durch Psychoedukation),* und über die allen Menschen zu Verfügung stehenden Selbstheilungskräfte *(Entlastung).* Psychotherapie als weiterführende Hilfe bei Fortbestand der Symptomatik wird als Perspektive angesprochen. Besprochen werden Möglichkeiten der Selbstfürsorge und des Schutzes vor Stressoren *(Ressourcenaktivierung).* Gesondert wird geraten, die individuellen sozialen Ressourcen zu nutzen *(soziale Unterstützung als Ressource).*

In einer Abschlussrunde berichten die Anwesenden positiv über das Gespräch. Als Faktoren werden Entlastung durch Information, die Möglichkeit, sich den anderen mitzuteilen, und die erlebte Solidarität in der Gruppe genannt. Die Therapeuten äußern großen Respekt für das Verhalten der Angestellten in der Situation selbst *(Validierung)* und für ihre bisherige Bewältigungsarbeit *(soziale Unterstützung durch Wertschätzung).* Therapeuten und Gruppe vereinbaren einen Folgetermin in vier Wochen. Allen Anwesenden wird angeboten, sich in dieser Zeit auch einzeln von den Therapeuten beraten zu lassen. Als Resultat der Pausenbesprechung werden zwei als besonders belastet eingeschätzte Mitarbeiterinnen von den Therapeuten direkt zu Gesprächen eingeladen *(Sicherheit durch Struktur, soziale Unterstützung).*

Diese Gruppe wurde etwa ein halbes Jahr lang begleitet. Nach einer längeren Unterbrechung wurde die Arbeit für einen kürzeren Zeitraum wieder aufgenommen, als der Prozess vor Gericht gegen die ermittelten Täter und die Zeugenaussagen der Mitarbeiterinnen und Mitarbeiter noch einmal die Belastung erhöhten. Das Angebot, auch einzeln Beratungsgespräche in Anspruch zu nehmen, wurde von der Mehrzahl angenommen. Es zeigte sich, dass bestimmte Aspekte der individuellen Verarbeitung eher im Einzelkontakt als vor der Gruppe zu besprechen waren, beispielsweise Belastungen in der aktuellen Lebenssituation oder am Arbeitsplatz. Die soziale Unterstützung durch die Gruppe wurde dessen ungeachtet von allen Beteiligten bis zum Abschluss als wichtige Bewältigungsressource angesehen.

GRENZEN DER AKUTINTERVENTION Akutinterventionen unterstützen Betroffene in ihrem individuellen Bewältigungsprozess. Gelingt es ihnen dennoch nicht, ein subjektives Sicherheitsgefühl wiederherzustellen (weil vielleicht ein Täter nicht gefasst wurde oder noch immer Täterkontakt besteht), so erhöht sich die Wahrscheinlichkeit, dass eine Traumafolgestörung (Posttraumatische Belastungsstörung, Angststörung, Depression etc.) entsteht. Vermeiden Betroffene langfristig die Auseinandersetzung mit dem Erlebten, dann behindert dies die Integration fragmentierter Erinnerungen, woraus oft fortdauernde Intrusionen resultieren. Kommt es nach einem traumatischen Erlebnis zu weiteren Traumatisierungen (dies geschieht etwa in Kriegsgebieten), so kann eine Erholung als notwendiger Bestandteil der Bewältigung nicht stattfinden – auch dies erhöht die Gefahr von Folgestörungen, die dann psychotherapeutischer Behandlung bedürfen.

Traumatherapie

Der Begriff »Traumatherapie« ist eigentlich irreführend, suggeriert er doch, das Trauma selbst werde behandelt. Eine vorliegende Traumatisierung ist aber eine nicht mehr zu verändernde Tatsache. In einer Traumatherapie werden also die *Folgen* des Traumas behandelt. Ihre Ziele beziehen sich damit auf die Gegenwart und Zukunft von Patientinnen und Patienten und nicht auf die Vergangenheit. Die traumatische Vergangenheit ist dessen ungeachtet von hoher Bedeutung in der Therapie. Eine Auseinandersetzung mit dem Trauma ist eine Grundbedingung für das Zusammenfügen fragmentierter Erinnerungen und für die Beseitigung von Traumafolgen.

Traumatherapie ist keine einheitliche Therapieschule oder -methode. Traumatherapeutische Ansätze wurden und werden innerhalb verschiedener Therapieschulen entwickelt und unterscheiden sich zum Teil deutlich voneinander. Allerdings werden bei der Behandlung von Traumafolgen, anders als bei anderen Störungsbildern, häufig integrativ Techniken unterschiedlicher Ansätze kombiniert. Zum jetzigen Zeitpunkt kann man aber nicht von einer einheitlichen Traumatherapie sprechen. Der Begriff »Traumatherapie« ist auch, anders als inzwischen der Begriff »Psychotherapie«, gesetzlich nicht geschützt.

KASSENFINANZIERUNG Traumatherapie ist als Verfahren allein keine Kassenleistung. Erfolgt Traumatherapie im Rahmen einer Richtlinienpsychotherapie, so kann die Behandlung – die Zustimmung der Krankenkasse vorausgesetzt – als Kassenleistung erfolgen. Es gibt durchaus Psychotherapeutinnen und -therapeuten mit Kassenzulassung in einem Richtlinienverfahren und weiterführenden Qualifikationen in Traumatherapie. Aus verständlichen Gründen sind Behandlungsplätze in dieser Kombination sehr nachgefragt. Bei Approbation ohne Kassensitz kann eine Psychotherapie auch über das Kostenerstattungsverfahren durchgeführt werden, wenn die gesetzliche Krankenversicherung dem zuvor zugestimmt hat.

Kassenfinanzierte Psychotherapie setzt voraus, dass eine behandlungsbedürftige Störung mit ausreichendem Schweregrad bzw. ausreichender Beeinträchtigung vorliegt und die Behandlung aussichtsreich und angemessen erscheint. Das Vorhandensein eines Traumas allein erfüllt diese Kriterien nicht; es muss eine psychische Störung bzw. eine der im Kapitel zu Traumafolgen dargestellten Störungen vorliegen.

Die Kostenübernahme einer Psychotherapie nach erfolgter Traumatisierung ist darüber hinaus in Deutschland nach dem Opferentschädigungsgesetz (OEG) möglich. Traumaambulanzen in einigen Bundesländern bieten in diesem Rahmen therapeutische Erstinterventionen für Opfer von Straftaten an. Eine Erstberatung für Opfer von Straftaten vermittelt zum Beispiel der Weiße Ring (siehe Adressen).

Die folgende Aufzählung skizziert einige der aktuell wichtigsten Ansätze in der Therapie von Traumafolgen. Ausführliche Darstellungen finden sich beispielsweise bei Andreas Maercker (2013).

Psychodynamische Ansätze Therapieansätze, die unklar in ihrer Struktur und besonders regressionsfördernd sind, eignen sich für traumatisierte Patienten nicht (Sachsse 2018). Psychodynamische Ansätze der Traumatherapie beinhalten daher stärker unterstützende Anteile (Hirsch 2009, 2021). Die therapeutische Beziehung wird als »Enactment« verstanden, als gemeinsame, sich durch verbales und nonverbales Handeln entwickelnde Beziehung von Therapeutin und Patient. Therapeutinnen und Therapeuten sind dabei aufgefordert, die Beziehung aktiv mitzugestalten und Aufgaben des Hilfs-Ichs zu übernehmen.

Wichtige psychodynamische Ansätze sind die »Mehrdimensionale Psychodynamische Traumatherapie« (MPTT) von Gottfried Fischer (Fischer & Riedesser 2009) mit einem Schwerpunkt auf der Stärkung traumakompensatorischer Schemata, die »Psychodynamisch Imaginative Traumatherapie« (PITT) von Luise Reddemann (2013), in der ressourcenaktivierende Imaginationen einen großen Stellenwert haben, sowie die »Traumazentrierte Psychotherapie« nach Ulrich Sachsse (2018).

Kognitiv-behaviorale Ansätze Während in psychodynamischen Ansätzen die Stabilisierung des Patienten stärker betont wird, kommt in kognitiv-behavioralen Behandlungsansätzen der Reizkonfrontation (bewusste Auseinandersetzung mit dem Erlebten, den damit verbundenen Belastungen und Erinnerungen) eine größere Rolle zu (Sack 2010). Wichtige Ansätze sind die »Prolonged Exposure« (PE) von Edna B. Foa und

Kolleginnen (2019), in der die gedankliche Konfrontation mit detaillierten Erinnerungen an das traumatische Ereignis eine wichtige Rolle spielt, sowie der Ansatz von Anke Ehlers und David M. Clark (Ehlers 2000) mit den Therapiezielen Elaboration des Traumagedächtnisses, Veränderungen der Interpretationen des Traumas und Veränderung dysfunktionaler Strategien der Vermeidung durch Kontrolle wahrgenommener Bedrohung.

Der Ansatz STAIR von Marylene Cloitre und Kollegen (dazu: Barnow & Lotz 2013) kombiniert Traumaexposition mit Techniken der Affektregulation aus der »Dialektisch-Behavioralen Therapie« (DBT) nach Marsha M. Linehan. Patientinnen und Patienten mit Typ-I-Trauma werden häufig mit einer Kombination aus kognitiver Therapie und Exposition »in sensu« behandelt, also in der Vorstellung. Für Personen mit Typ-II-Trauma ist die »Imagery Rescripting and Reprocessing Therapy« (IRRT) geeignet, in der neben Methoden der kognitiven Therapie und Exposition in sensu auch gezielte Imaginationen zur Traumabewältigung eingesetzt werden. Ein Manual zur Behandlung von Betroffenen mit chronischer PTBS wurde von Anne Boos (2014) entwickelt.

EMDR Das »Eye Movement Desensitization and Reprocessing« (EMDR) nach Francine Shapiro ist ein manualisiertes Behandlungsverfahren zur Traumabearbeitung, bei dem Erinnerungen an die traumatische Situation mit bilateraler Stimulation über Augenbewegungen oder über taktile Reize kombiniert werden. Ziel ist der schrittweise Angstabbau in Bezug auf die Erinnerungen. EMDR-Therapie folgt einem standardisierten Phasenmodell für die einzelnen Sitzungen.

Körpertherapie Körpertherapeutische Verfahren, die im Rahmen von Traumatherapie zur Anwendung kommen, sind unter anderem die konzentrative Bewegungstherapie und Qigong. Ein ganzheitlicher traumaspezifischer Ansatz mit körpertherapeutischem Schwerpunkt stammt von Peter Levine (Levine & Frederick 1998), der sich mit Möglichkeiten der energetischen Traumatransformation befasst.

Integrative Therapien Die »Mehrphasige Integrative Traumatherapie«

(MITT) nach Willi Butollo und Kolleginnen (1999) stellt einen explizit integrativen traumatherapeutischen Ansatz dar, in dem verhaltenstherapeutische Methoden in einem gestalttherapeutischen Therapierahmen eingesetzt werden. Der Ansatz der »Schonenden Traumatherapie« nach Martin Sack (2010) kombiniert ressourcenaktivierende Techniken mit kognitiven Ansätzen und minimal belastenden Konfrontationstechniken mit dem Ziel, die Belastung in der therapeutischen Situation zu senken und bei den Patientinnen und Patienten Erfahrungen von Bewältigung zu ermöglichen. In diesem Ansatz werden Stabilisierung und Konfrontation kombiniert eingesetzt.

Systemische Traumatherapie Seit 2020 ist die Systemische Therapie bei Erwachsenen in Deutschland als viertes Kassenverfahren anerkannt. Spezifische systemische traumatherapeutische Ansätze existierten lange Zeit nicht, obwohl seit Langem bekannt war, dass Traumafolgestörungen immer Auswirkungen auf soziale Systeme haben. Ansätze für ein systemisches, traumafokussiertes Arbeiten im Mehrpersonensetting finden sich bei Rainer Hanswille und Annette Kissenbeck (2022) sowie bei Alexander Korittko und Karl Heinz Pleyer (2016).

Pharmakotherapie Die Pharmakotherapie spielt derzeit bei der Behandlung von Traumafolgestörungen gegenüber psychotherapeutischen Ansätzen eher eine ergänzende Rolle. Selektive Serotonin-Wiederaufnahmehemmer (SSRI) aus der Gruppe der Antidepressiva können zur Symptombekämpfung gegen Intrusionen, Vermeidung und Übererregung eingesetzt werden. Untersucht wird, ob durch pharmakologische Interventionen unmittelbar nach Akuttraumatisierung (etwa durch präventive Gabe des Betablockers Propanolol®) Einfluss auf die Ausbildung traumatischer Erinnerungen genommen werden kann und ob dieser Wirkstoff eine Traumatherapie unterstützen kann (Brunet u. a. 2018). Die aktuelle deutsche Leitlinie (Schäfer u. a. 2019) enthält die Empfehlung, dass Pharmakotherapie weder als alleinige noch als primäre Therapie der PTBS eingesetzt werden soll.

Menschen, die nach einer Traumatisierung Folgestörungen entwickeln, sollten spezifisch traumatherapeutisch behandelt werden. Spezifische Traumatherapie hat eine höhere Erfolgschance als unspezifische psychotherapeutische Ansätze. Unter »Adressen« am Ende des Buches sind Wege beschrieben, wie Betroffene Traumatherapeutinnen finden können.

THERAPIEPHASEN Guido Flatten und Kollegen (2011) nennen drei Therapiephasen der Traumatherapie:

1. Stabilisierung
2. Konfrontation mit dem Trauma
3. Rehabilitation bzw. Reintegration

In den verschiedenen Phasen werden unterschiedliche Ziele verfolgt. Die Stabilitätsphase ist auf die Gegenwart gerichtet: Hier geht es darum, sich vom Trauma bzw. von belastenden Symptomen distanzieren zu können und zu lernen, Spannungen zu regulieren. Die Konfrontationsphase ist auf die Vergangenheit ausgerichtet, auf die Auseinandersetzung mit dem Trauma und dessen Folgen. Die Rehabilitations- und Reintegrationsphase ist, im Sinne von Salutogenese und Ressourcenförderung, auf die Zukunft ausgerichtet.

Indikation von Konfrontation und Stabilisierung

Empfohlen wird grundsätzlich, das Ziel der Integration des Traumas durch Konfrontation mit den Erinnerungen in einem geschützten Rahmen anzustreben und die Bearbeitung fragmentierter Erinnerungen zu einem zentralen Bestandteil der Behandlung zu machen, um die Symptome der Folgestörungen zu reduzieren. Diese Empfehlung erfolgt auf Basis der bisher vorliegenden Ergebnisse zu Therapieerfolgsstudien mit Traumapatienten (Flatten u. a. 2011).

Die meisten Patientinnen und Patienten mit einem Monotrauma (einmaliges traumatisches Erlebnis, Typ-I-Traumata) können im therapeutischen Prozess schnell von der Stabilisierungsphase in die Konfrontationsphase übergehen. Bei denjenigen, die sehr früh und/oder wiederholt traumatisiert wurden, ist dagegen oft eine längere Stabilisierungsphase notwendig. Grundsätzlich gilt, dass die Traumabearbeitung nur mit Patientinnen und Patienten möglich ist, die über ausreichend innere Stabilität verfügen, damit eine Konfrontation nicht zu einer Symptomverschlechterung bzw. einer Retraumatisierung führt. Um überhaupt diese innere Stabilität erreichen zu können, muss außerdem über ausreichend Stabilität im Lebensumfeld verfügt werden. Dazu gehört, dass kein Täterkontakt (mehr) besteht und das Risiko einer erneuten Traumatisierung gering ist.

Die Stabilität der Patientinnen und Patienten muss also als wesentlicher Faktor in die Therapieplanung einbezogen werden. Für einen Teil von ihnen besteht zu Beginn, für andere auch im Verlauf einer Traumatherapie eine relative Kontraindikation für eine Konfrontation mit dem Trauma (Schäfer u. a. 2019).

Relative Kontraindikationen für eine konfrontative Traumatherapie bei potenziell gefährdenden Symptomen und Verhaltensweisen sind:

- Suizidalität
- psychotische Symptome
- dissoziative Symptome
- Selbstverletzung
- Fremdaggression
- Substanzkonsum

Liegt eine bzw. liegen mehrere der genannten relativen Kontraindikationen vor, so kann zunächst möglicherweise keine Traumabearbeitung im Sinne einer Konfrontation mit den Erinnerungen an das Ereignis durchgeführt werden. In diesem Fall wird therapeutisch im Sinne einer Stabilisierung gearbeitet. Dabei können unter anderem imaginative

Techniken wie die »Übung des inneren sicheren Ortes«, Techniken zur Erhöhung der Affektkontrolle, Ressourcenaktivierung sowie Distanzierungs- und Entspannungsverfahren zur Anwendung kommen. Auch die Anwendung von Skills aus der Dialektisch-Behavioralen Therapie unterstützen die Stabilisierung, etwa beim Umgang mit Spannungszuständen und zur Beendigung dissoziativer Zustände. Von größter Wichtigkeit für die Stabilität sind selbstverständlich ein sicherer, stabiler therapeutischer Rahmen und eine vertrauensvolle therapeutische Beziehung.

Die abschließende Phase der Rehabilitation und Integration umfasst unter anderem Prozesse der Trauerbewältigung nach Verlusten und Einbußen, der Neuorientierung und Zukunftsplanung sowie die soziale und berufliche Wiedereingliederung.

EXPOSITION In der Fachöffentlichkeit in Deutschland wurde lange heftig über den Stellenwert bzw. die Notwendigkeit ausreichender Stabilisierung vor einer Exposition (Konfrontation mit dem Trauma) gestritten. In der englischen Leitlinie (National Institute for Clinical Excellence 2005) wurde der Stabilisierung bereits früh weit weniger Bedeutung zugemessen.

Einige Autoren (etwa Neuner 2008) haben sich kritisch mit Studienergebnissen zur Bedeutung bzw. zur Sinnhaftigkeit von Stabilisierung auseinandergesetzt und befürchten, dass Patientinnen und Patienten zu lange eine Exposition vorenthalten wird, wenn viel Zeit für Stabilisierung aufgewandt wird – was ihnen letztlich schaden könnte, weil die Stabilisierung allein eine PTBS nicht beseitigt. Andere Autoren kritisieren diese Sichtweise (etwa Sachsse 2010) und befürchten eine Schädigung der Patientinnen und Patienten vor allem mit komplexen Traumafolgestörungen bei zu früher Traumaexposition.

Aus meiner Sicht hilft Patientinnen und Patienten die Stabilisierung allein grundsätzlich *dann nicht*, wenn sie in die Vermeidung der Auseinandersetzung mit dem Trauma führt. Sie müssen deshalb darauf hingewiesen werden, dass Stabilisierung allein die Symptome nicht beseitigen wird. Allerdings wird eine zu frühe oder zu forcierte Konfrontation, deren Resultate eine Patientin oder ein Patient im Anschluss nicht allein bewältigen kann, mit hoher Wahrscheinlichkeit schaden. Zudem ist eine Traumaexposition nur dann überhaupt möglich, wenn Patientinnen und Patienten ihr zustimmen. Die Sicherheit, sich auch nach der Therapiestunde selbst wieder stabilisieren zu können, kann diese Motivation durchaus erhöhen. Die Fähigkeit, mit belastenden Erinnerungen an das Trauma umgehen zu können, erhöht das Selbstwirksamkeitserleben und ermöglicht es vielen Betroffenen erst, den nächsten Schritt (in Richtung Auseinandersetzung mit dem Trauma) zu gehen. Und zuletzt ist zu betonen: Es geht immer um eine individuelle Behandlung eines individuellen Menschen mit einer individuellen Therapieplanung, die mit ihm abgestimmt werden muss. Jede Patientin und jeder Patient wird für sich entscheiden, ob und wann er oder sie sich einer Traumaexposition stellen will und kann. > Expertentum, Seite 120 f.

Die konfrontative Bearbeitung des Traumas ist zur Symptomreduktion notwendig, allerdings kann es in Psychotherapien immer wieder vorkommen, dass sich Patientinnen und Patienten gegen die Konfrontation entscheiden. Dies ist ihr gutes Recht, die Entscheidungsfindung sollte immer gemeinsam auf der Basis ausreichender Information erfolgen.

Wirksamkeit von Traumatherapie

Rebekah Bradley und Kollegen (2005) führten eine Metaanalyse von 26 Studien zum Behandlungserfolg bei Posttraumatischer Belastungsstörung durch, die sich vor allem mit kognitiv-verhaltenstherapeutischen bzw. expositionsbasierten Therapieansätzen und EMDR befassten. Sie fanden eine hohe Wirksamkeit – operationalisiert über Effektstärken – für Traumaexposition, kognitive Verhaltenstherapie und EMDR, wobei eine Kombination von kognitiver Verhaltenstherapie und Traumaexposition die höchsten Effektstärken erzielte. 67 Prozent der Patientinnen und

Patienten, die die Behandlungen beendeten, erfüllten die PTBS-Kriterien nach der Behandlung nicht mehr. Von jenen, die die Behandlung früher abbrachen, schafften dies 56 Prozent.

Daraus lassen sich zwei Folgerungen ableiten: Erstens sind die untersuchten traumatherapeutischen Ansätze wirksam für die Mehrzahl der PTBS-Patienten. Und zweitens zeigen die Studien, dass ein nicht geringer Teil der Betroffenen nicht auf die untersuchten Behandlungsansätze ansprach und die Symptome chronifizierten.

In einer Metaanalyse von 25 Therapiestudien zu kognitiven Verhaltenstherapien fanden Elisabeth A. Hembree und Kolleginnen (2003) keine Unterschiede in den Abbruchraten zwischen Expositionsverfahren, kognitiver Therapie, Stressimpfungstraining und EMDR. Ulrich Frommberger und Kollegen (2018) ziehen in ihrer Bewertung traumatherapeutischer Ansätze bei Posttraumatischer Belastungsstörung den Schluss, dass eine Reduktion von Symptomen der einzelnen Störungsbereiche zwar zumeist erreicht wird, eine vollständige Remission aber eher die Ausnahme darstellt.

CHRONIFIZIERUNG Das Problem der Chronifizierung von Traumafolgestörungen trotz Behandlung ist seit Langem bekannt. Die Arbeitsgemeinschaft der Wissenschaftlichen Medizinischen Fachgesellschaften (AWMF) formulierte in ihrem Leitlinienreport 2011 die Behandlungsempfehlungen je nach Schwere- bzw. nach Chronifizierungsgrad der Symptome. Empfohlen wird, dass Patientinnen und Patienten mit PTBS möglichst frühzeitig eine traumaspezifische Psychotherapie angeboten werden sollte.

ABBILDUNG 7

Behandlungsempfehlungen (nach AWMF 2011)

Therapiezeitpunkt	Therapiedauer
Behandlung einer einfachen PTBS	Im Rahmen einer Kurzzeittherapie
Behandlung einer chronifizierten PTBS (ab ca. fünf Jahren nach dem traumatischen Ereignis)	Therapie im Umfang einer Langzeittherapie
Behandlung von Patienten mit komplexer PTBS (Entwicklungstraumata) nach Traumatisierung in der Kindheit	Therapie über lange Zeiträume in zwei bis drei Langzeittherapien

Ambulante oder stationäre Traumatherapie?

In der Regel wird Traumatherapie im ambulanten Setting durchgeführt. Daneben bieten inzwischen viele Fachkliniken stationäre oder teilstationäre Traumatherapie an. Ambulante und stationäre Behandlung können kombiniert eingesetzt werden. Notwendig ist in diesem Fall die Vernetzung von ambulanter und stationärer Therapie durch Absprache des Therapieplans unter Einbeziehung der Betroffenen.

Ein zumindest primär stationäres Behandlungssetting kommt dann infrage, wenn die Symptome so schwerwiegend sind, dass ein ambulantes Behandlungsangebot zunächst nicht ausreicht. Dies ist beispielsweise bei starken dissoziativen Störungen oder bei schweren komorbiden Depressionen bzw. bei begleitender Suizidalität der Fall. Patientinnen und Patienten mit ausgeprägtem Vermeidungsverhalten nach Traumatisierung können möglicherweise ein ambulantes Therapieangebot nicht annehmen, wenn sie die Wege zum Therapieort nicht schaffen. Auch wenn keine ambulanten Angebote zur Verfügung stehen oder die Wartezeit auf einen ambulanten Therapieplatz zu lang ist, kann eine Traumatherapie im stationären Rahmen begonnen und gegebenenfalls anschließend ambulant weitergeführt werden.

Eine stationäre Behandlung auf der Traumastation einer Fachklinik oder im Rahmen einer psychosomatischen Rehabilitationsbehandlung kann eine ambulante Therapie darüber hinaus durch ihr spezifisches, multimodales Behandlungsangebot ergänzen. Vor Beginn der ambulanten Traumatherapie kann stationäre Behandlung zur Regeneration und Stärkung der Ressourcen, zur Behandlung einer komorbiden Störung wie Suchtmittelabhängigkeit oder zur Herstellung der notwendigen Distanz zu belastenden Lebensumständen (etwa Täterkontakt) dienen. Steht eine rasche Wiederherstellung der Arbeitsfähigkeit im Vordergrund, kann ein stationärer Behandlungsrahmen ebenfalls zumindest initial sinnvoll sein.

Stellt sich während einer ambulanten Traumatherapie heraus, dass Patientinnen und Patienten einen haltenden therapeutischen Rahmen benötigen (drohende Dekompensation), so kann eine stationäre Therapie diesen bieten. Ist die notwendige Stabilität erreicht, so kann die Therapie anschließend ambulant fortgesetzt werden.

Professionelle Interaktion mit traumatisierten Patienten

Die Arbeit mit traumatisierten Menschen führt professionelle Helferinnen und Helfer bisweilen an ihre Grenzen – und darüber hinaus. Sie kann belasten und die eigene psychische Gesundheit gefährden. Professionell Tätige sollten sich dabei bewusst sein, dass das größere Risiko, in der professionellen Interaktion Belastungen zu erleben oder gar Schaden zu nehmen, in der Regel aufseiten der Patientinnen und Patienten liegt. Es gilt das gleiche Grundprinzip wie in der psychotherapeutischen und psychiatrischen Arbeit sonst auch: nichts zu tun, was der Patientin oder dem Patienten schadet.

In der Praxis zeigt sich allerdings immer wieder, dass professionelles Handeln bei traumatisierten Menschen selbst bei großer Vorsicht dennoch Schäden anrichten kann. Letztlich gibt es nur eine Person, die dies beurteilen kann: der Patient selbst. In der professionellen Interaktion ist es daher notwendig, das Erleben der Patientinnen und Patienten als Korrektiv eigenen Handelns zu berücksichtigen und es als wesentlichen Faktor in die weitere Behandlungsplanung einzubeziehen.

Die Bedeutung der professionellen Beziehung

In der Interaktion mit traumatisierten Personen spielt die Professionalität der Beziehung eine wesentliche Rolle. Dies gilt nicht nur im psychotherapeutischen Setting, sondern auch für alle anderen Kontexte, etwa für die Arbeit in Beratungsstellen, in der Jugendhilfe oder im komplementär-psychiatrischen Bereich. Professionelle Beziehungen schaffen einen Rahmen, um über das Erlebte zu sprechen und heilende soziale Erfahrungen zu machen. Professionelle Helferinnen können die für die Traumabewältigung notwendige soziale Unterstützung leisten, die viele Patientinnen und Patienten in ihrem Umfeld nicht finden.

Soziale Beziehungen, und das gilt selbstverständlich auch für *professionelle* soziale Beziehungen, stellen für viele traumatisierte Menschen aber auch eine potenzielle Gefahr dar. Diese Patientinnen und Patienten sind nicht nur verletz*bar*, sie *sind* bereits verletzt. Diese Verletzungen wurden ihnen häufig von anderen Menschen zugefügt, nicht selten von solchen, denen sie Vertrauen entgegengebracht hatten. Professionelle Beziehungen, in denen Betroffene wiederholt Kontrollverlust, Invalidierung, aggressive Vorwürfe, Missachtung ihrer Bedürfnisse sowie Grenzüberschreitungen erleben, fügen ihnen neuerlich massive Schädigungen zu. Gerade Menschen, die früh in ihrem Leben und wiederholt traumatisiert wurden, sind in dieser Hinsicht vulnerabel.

Wie über ein Trauma sprechen?

Es gibt traumatisierte Menschen, die sehr offensiv mit ihrer Geschichte umgehen und schon früh im Kontakt mit den ihnen noch weitgehend unbekannten professionellen Helferinnen und Helfern ihre Traumatisierung berichten. Dies kann eine gelernte Strategie sein, um eine relevante Aussage zur eigenen Person zu machen. Es kann darauf hindeuten, dass das erlebte Trauma einen wichtigen Teil des Selbstkonzepts ausmacht. Im Sinne einer subjektiven Krankheitstheorie werden aktuelle Schwierigkeiten auf früher Erlebtes zurückgeführt. Es ist aber auch möglich, dass mit der Erwähnung eines Traumas im Sinne eines Appells implizit Erwartungen darüber verbunden sind, wie ein Gegenüber reagieren soll – denkbar wäre eine Aufforderung, weiterzufragen (oder das

Gegenteil davon), oder möglich ist auch der verborgene Wunsch, dass der professionelle Helfer Distanz wahren und behutsam vorgehen möge.

Ich empfehle, Patiennen und Patienten gezielt zu fragen, ob mit dem Hinweis auf eine frühere Traumatisierung bestimmte Erwartungen verbunden sind: »Sie haben ein zurückliegendes traumatisches Erlebnis erwähnt. Ich würde gerne von Ihnen wissen, ob es Ihnen nur wichtig war, dass ich davon weiß, oder ob Sie bestimmte Erwartungen an mich haben, wie ich mich mit diesem Wissen Ihnen gegenüber verhalten soll.«

Die meisten traumatisierten Patientinnen und Patienten werden sich jedoch genau überlegen, wann sie mit wem auf welche Weise über ihre Erfahrungen sprechen möchten. Vor allem bei akut Traumatisierten kann es sein, dass sie das Erlebnis gar nicht erwähnen möchten, aus Angst davor, dann die Kontrolle zu verlieren und von den Erinnerungen und Gefühlen überschwemmt zu werden. Diesem Wunsch ist selbstverständlich zu entsprechen, idealerweise verbunden mit dem Angebot, dass ein Gespräch auch zu einem späteren, für die Betroffenen passenderen Zeitpunkt möglich ist.

Hilfreich ist auch eine Aussage wie diese: »Ich habe verstanden, dass Sie im Moment nicht über das Erlebte sprechen möchten, und diesen Wunsch respektiere ich selbstverständlich. Grundsätzlich hilft es den meisten Menschen allerdings bei der Verarbeitung, wenn sie über belastende Erlebnisse sprechen können. Ich biete Ihnen deshalb an, mit mir über Ihr Erlebnis zu sprechen, wenn für Sie der richtige Zeitpunkt gekommen ist.«

Bei psychiatrischen und psychotherapeutischen Patientinnen und Patienten mit entsprechendem Störungsbild gehört die Exploration möglicher traumatischer Erlebnisse zur Anamnese. Für manche Betroffene ist der Begriff »Trauma« eher negativ besetzt. Aus diesem Grund ist es möglich, zunächst nach »außergewöhnlichen Belastungen« zu fragen. »Gab es in Ihrem Leben Situationen, die für Sie außergewöhnlich belastend waren?« Oder: »Haben Sie sich in Ihrem Leben einmal in großer Gefahr befunden?« Oder auch: »Sind Sie persönlich einmal Opfer von Gewalt geworden?« Manche Patientinnen und Patienten profitieren davon, wenn bestimmte Belastungen als traumatisch eingeordnet werden, weil sie dies entlastet. Bevor von professioneller Seite eine solche Kategorisierung vorgenommen wird, ist es jedoch immer ratsam, zunächst die Betroffenen selbst nach ihrer eigenen Bewertung zu fragen.

Personen, die sich explizit für eine Traumatherapie entscheiden, ordnen in der Regel bereits explizit bestimmte Erfahrungen als traumatisch ein oder wurden spezifisch in diesen Behandlungskontext überwiesen.

Wenn Patientinnen und Patienten von sich aus über traumatische Erfahrungen sprechen wollen, dann ist dies in der Regel zu unterstützen: Das Sprechen entlastet und soziale Anteilnahme hilft bei der Bewältigung. Aus meiner Sicht gibt es von dieser Regel drei Ausnahmen:

Beiderseitige Gesprächsbereitschaft Ein hilfreiches Gespräch ist nur dann möglich, wenn bei professionell Tätigen die Bereitschaft und Kapazität besteht, es auch führen zu können. Steht zu wenig Zeit zur Verfügung oder erlebt die Helferin oder der Helfer das Gespräch als Grenzverletzung, dann sollte es nicht angeboten und gegebenenfalls auf einen späteren Zeitpunkt verschoben oder eine Kollegin bzw. ein Kollege als Gesprächspartner erwogen werden. Gespräche über traumatische Inhalte setzen immer die Bereitschaft beider Gesprächspartnerinnen voraus.

Mithörende Die zweite Ausnahme bezieht sich auf mögliche Zuhörende: In Patientengruppen ist es durchaus möglich, dass Schilderungen des Traumas eines Menschen bei anderen eigene Erfahrungen reaktivieren oder Grenzen überschreiten. Hier ist zu überlegen, ob solche Gespräche nicht besser im Einzelsetting erfolgen sollten.

Instabilität Die dritte Ausnahme bezieht sich auf instabile Patientinnen und Patienten, wenn nämlich zu befürchten ist, dass die Erzählung sie selbst weiter destabilisiert. In einem solchen Fall sollte das Gespräch entweder verschoben oder zumindest im Gespräch durch Rückfragen immer wieder überprüft werden, ob eine Fortsetzung möglich und sinnvoll ist.

Zum Handwerkszeug professionell Tätiger gehört das Sprechen in Bildern und Metaphern als Methode der Verdeutlichung und Verankerung. Bei nicht wenigen traumatisierten Menschen können aber gerade diese Bilder und Metaphern als Trigger wirken. Das kann zum Beispiel bei einer Bemerkung wie »An dieser Stelle holt Sie die Vergangenheit ein« geschehen – eine von mir einmal ungeschickt benutzte Formulierung.

In der therapeutischen Arbeit mit traumatiserten Patientinnen und Patienten ist es ratsam, mit eigenen Formulierungen behutsam umzugehen und auf möglicherweise bedrohlich wirkende Bilder und Metaphern zu verzichten.

Mögliche traumatische Übertragungen

Traumatisierte Patientinnen und Patienten übertragen wie alle Menschen ihre Beziehungserfahrungen, auch in profesionellen Beziehungen. Sie übertragen damit auch ihre traumatischen Erfahrungen. Zu diesen Erfahrungen gehören das Erleben von Hilflosigkeit und das Ausbleiben von Rettung. Traumatisierte Menschen haben erlebt, dass sie die Kontrolle verloren haben und dass dieser Kontrollverlust mit Lebensgefahr verbunden war. Durch Gewalt traumatisierte Menschen haben die Erfahrung von Grenzüberschreitungen gemacht, in denen sie als Person mit ihren Bedürfnissen nicht mehr wahrgenommen wurden. Viele von ihnen mussten danach erleben, dass ihre seelischen (und oft auch ihre körperlichen) Verletzungen von anderen Menschen nicht wahrgenommen oder bagatellisiert wurden oder dass ihnen eine Mitschuld am Geschehen zugewiesen wurde.

Es verwundert nicht, dass manche traumatisierten Personen professionellen Helferinnen und Helfern lange Zeit mit Misstrauen begegnen – zumal dann, wenn sie negative Erfahrungen mit ihnen gemacht haben.

Professionell Tätige müssen sich das Vertrauen dieser Patientinnen und Patienten erst langsam verdienen – und sie können es leicht auch wieder verlieren. Sie geraten schnell in Verdacht, ihr Gegenüber nicht wirklich verstehen zu können oder zu wollen, das Leiden nicht ernst zu nehmen, heimlich Vorwürfe zu machen, Bedürfnisse zu ignorieren, sich auf die Seite des Aggressors zu schlagen, lediglich aus materiellen oder voyeuristischen Motiven heraus zu handeln etc. Patientinnen und Patienten mit derartigen Übertragungen werden, um sich zu schützen, das Verhalten professionell Tätiger kritisch beobachten. Unklares bzw. missverständliches Verhalten von Helferseite kann schnell als Beweis der eigenen Übertragungen verstanden werden.

Eine andere Art der traumatischen Übertragung besteht in der Suche nach einem lang ersehnten Retter. In diesem Fall werden professionelle Helferinnen und Helfer idealisiert, was zur Beziehungskonstellation des allmächtigen Helfers und des ohnmächtigen Patienten führt. Das zwangsläufige Versagen des Helfers löst dann beim Gegenüber häufig große Wut aus und verstärkt nicht nur das Gefühl eigener Ohnmacht, sondern auch das Erleben, dass abermals niemand vorhanden ist, der helfen kann oder will.

Patientinnen und Patienten, die in ihrer Kindheit sexuelle Gewalt und Ausbeutung erlebt haben, können in ihrer Übertragung auf Helfer erwarten, dass ihnen auch in der professionellen Beziehung eine Wiederholung droht. Sie haben möglicherweise gelernt, dass andere Menschen nur dann Interesse an ihnen haben, wenn diese sie sexuell ausbeuten können. Diese Übertragung führt in professionellen Beziehungen zu dem Dilemma, dass Helfer, die ein teilweise sexualisiertes Beziehungsangebot zurückweisen, in den Verdacht geraten, kein wirkliches Interesse am Patienten und an seinem Wohlergehen zu haben.

Eine Aufstellung der gravierenden physischen und psychischen Folgen von Gewalt gegen Frauen in intimen Beziehungen findet sich bei Jacqueline C. Campbell (2002).

Bei deutlichen traumatischen Übertragungen ist es ratsam, das eigene Erleben gegenüber der Patientin bzw. dem Patienten anzusprechen und damit besprechbar zu machen. Wichtig ist, dies als eigenes Erleben und nicht als unumstößliche soziale Realität zu tun und dem Gegenüber das Recht auf eine eigene Wahrnehmung zu lassen.

Mögliche traumatische Gegenübertragungen

Traumatisierte Patientinnen und Patienten können verschiedene, starke affektive Reaktionen bei professionell Tätigen auslösen: durch die Schilderungen ihrer Erlebnisse, durch ihre Übertragungen, durch ihr Verhalten, durch ihre Erwartungen. Zu den professionellen Aufgaben gehört deshalb, die eigenen affektiven Reaktionen auf traumatisierte Personen wahrzunehmen und zu verstehen. Gelingt dies, so ist ein Grundstein für eine erfolgreiche professionelle Beziehung gelegt.

Eine Möglichkeit der Reaktion professionell Tätiger auf traumatisierte Patientinnen und Patienten ist Abwehr. Diese dient primär dem Selbstschutz. Ein abwehrender Helfer wird alles tun, um die Patientin und ihre Geschichte so weit wie möglich von sich fernzuhalten. Berichtet der Patient von seinen Erlebnissen, werden diese möglicherweise bezweifelt, bagatellisiert oder die Folgen relativiert. Die affektive Reaktion ist in diesem Fall Ärger, was beim Helfer dazu führen kann, dem Patienten Vorwürfe dafür zu machen, dass es überhaupt zur Traumatisierung kam oder dass die Folgen noch nicht bewältigt wurden. Eine Form der Abwehr kann auch darin bestehen, traumatisierte Patientinnen und Patienten sehr schnell an Kolleginnen bzw. Kollegen oder Fachdienste weitervermitteln zu wollen.

Ein Gegensatz zur Abwehr besteht in der Überidentifikation. Diese Gegenübertragung kann unter anderem aus dem Beziehungsangebot des Betroffenen entstehen, sodass die Helferin in die Rolle der allmächtigen

Retterin zu schlüpfen versucht. Neben Gefühlen der eigenen Grandiosität besteht bei professionell Tätigen dann oft der Wunsch, über die eigenen Grenzen (und die des Gegenübers!) hinweg alles zu tun, damit es diesem besser geht. Da in dieser Beziehungskonstellation dem Patienten langfristig aber nicht geholfen werden kann, entsteht irgendwann beim Helfer ein Gefühl der Ohnmacht. Gelingt es nicht, diese Ohnmacht als Folge des eigenen Verhaltens bzw. der therapeutischen Interaktion zu verstehen, können Schuldgefühle oder Wut auf den Patienten eintreten. Diese Wut kann sich in der Entwertung des Patienten äußern und zum Abbruch der professionellen Beziehung durch den Helfer führen.

In Behandlungsteams können Konflikte durch unterschiedliche Gegenübertragungen der Helfenden entstehen. Wenn ein Teil des Teams einem Patienten eher kritisch begegnet und ein anderer Teil in der Gegenübertragung eine Retterrolle einnimmt, so kommt es in der Regel zu einer massiven Dynamik zwischen den Teammitgliedern, und zwar mit der Gefahr, dass sich das Behandlerteam in scheinbar unvereinbare Positionen zum Patienten und der sinnvollen Behandlungsstrategie spaltet.

Bei Teamspaltung ist eine supervisorische Außenperspektive unabdingbar, um das Team in die Lage zu versetzen, zur professionellen Arbeitsfähigkeit zurückzukehren. Es geht darum, herauszuarbeiten, dass hier nicht gute und schlechte Helferinnen und Helfer mit richtigen und falschen Menschenbildern einander gegenüberstehen, sondern dass unterschiedliche Gegenübertragungen im Team sichtbar werden. Gelingt es, diese unterschiedlichen Reaktionen als relevante Teile nebeneinander stehen zu lassen, resultiert aus ihnen meist ein vollständigeres Bild über den behandelten Patienten.

Professionell Tätige können sich in der Arbeit mit traumatiserten Menschen aber nicht nur mit der Patientin bzw. dem Patienten, sondern auch mit dem oder den Tätern identifizieren. In der Gegenübertragung zeigt sich dies beispielsweise an sadistischen oder sexuellen Fantasien bzw. Impulsen dem Patienten oder der Patientin gegenüber. Solche Phänomene sind, wenn sie bewusst werden, für die meisten Helferinnen und Helfer nur schwer auszuhalten, zumal dann, wenn sie an sich den Anspruch stellen, frei von Gewalt oder Sadismus zu sein.

Sexuelle Gedanken oder Impulse können darüber hinaus auch als Reaktion auf eine sexualisierte Übertragung des Patienten entstehen: in Form von Fantasien, Träumen, Voyeurismus etc. Brechen sadistische oder sexuelle Impulse professioneller Helfer durch, erlebt die Patientin nicht nur eine Bestätigung ihrer Ansichten über die Welt, sondern eine erneute Traumatisierung. Aufgabe professionell Tätiger ist es deshalb, diese Impulse bei sich zu bemerken, ihre Existenz zu akzeptieren und sie, gegebenenfalls mit professioneller Unterstützung, zu bearbeiten, bevor sie die Schwelle zur Handlung durchbrechen.

Grundprinzipien der Beziehungsgestaltung

Traumatisierte Personen brauchen noch mehr als andere Patientengruppen einen stabilen, vorhersehbaren, für sie kontrollierbaren professionellen Rahmen. Helferinnen und Helfer sollten daher alles tun, um – in Absprache mit dem Patienten – das Gefühl von Sicherheit zu erhöhen. Das beginnt bei der Gestaltung des Behandlungsraums, beim angemessenen interpersonellen Abstand und beinhaltet, Patientinnen und Patienten genau darüber zu informieren, was im Verlauf der Zusammenarbeit auf sie zukommt und wie jeweils die nächsten Schritte aussehen werden. Ziele müssen gemeinsam erarbeitet und beschlossen werden und dürfen auch wieder verändert werden. Traumatisierte Menschen sollten einen größtmöglichen Entscheidungsspielraum bekommen.

Es ist sinnvoll und notwendig, immer wieder mit traumatisierten Patientinnen und Patienten abzuklären, wie sie die therapeutische Situation erleben und ob diese in ihrem Sinne verändert werden sollte. Es ist

besser, diese Fragen regelmäßig und besser auch einmal zu oft zu stellen als einmal zu wenig.

Traumatisierte Menschen müssen sich darüber hinaus verstanden fühlen. Eine neutrale, abwartende professionelle Haltung wird deshalb nicht zum Ziel führen. Sinnvoller ist es, die Personen spüren zu lassen, dass der professionell Tätige auf ihrer Seite steht, und ihre Sicht der Dinge zu bestätigen. Und nicht zuletzt müssen sich traumatisierte Patientinnen und Patienten wertgeschätzt fühlen. Ihre vorhandenen Ressourcen sind deshalb ebenso zu würdigen wie ihre Anpassungsleistung an das erlebte Trauma.

Beiderseitiges Expertentum

Traumatische Erfahrungen verändern Menschen und machen individuelle Anpassungsprozesse notwendig. Akut traumatisierte Personen stehen oft noch am Beginn dieses Prozesses. Sie profitieren unter anderem von psychoedukativen Interventionen, die ihnen eine Einordnung des Erlebten und der entstandenen Symptome ermöglichen. > Psychoedukation, Seite 95

Patientinnen und Patienten mit chronischen Traumafolgestörungen entwickeln dagegen individuelle Strategien, um mit den Folgen umzugehen. Sie können zumeist gut einschätzen, was ihnen guttut und was ihnen schadet. Nicht wenige von ihnen haben bereits Vorerfahrungen mit dem professionellen Hilfesystem und können darüber berichten, welche Interaktionen und Interventionen hilfreich und welche belastend bis schädigend waren. Dieses Wissen der Betroffenen stellt einen großen Schatz für professionell Tätige dar, vorausgesetzt, dass diese gewillt sind, sich auf die Expertise ihrer Patientinnen und Patienten einzulassen und von ihnen zu lernen.

Damit ist nicht gemeint, sich keine eigenen Gedanken zu machen und grundsätzlich den Wünschen der Betroffenen zu folgen. Es bedeutet stattdessen, die eigenen Vorstellungen über die professionelle Interaktion immer wieder abzustimmen und offen zu bleiben: für kritische Rückmeldungen und für eine notwendige Anpassung der professionellen Arbeit an die spezifischen, individuellen Bedürfnisse dieses Menschen. Gelingt dies, so ergänzen sich das Expertentum der Therapeutin und das Expertentum des Patienten.

Vor allem Personen, die früh in ihrem Leben durch andere Menschen traumatisiert wurden und komplexe Traumafolgestörungen entwickelt haben, sind verletzbar durch Verhalten professionell Tätiger, das sie als invalidierend oder gar übergriffig erleben. Treffen solche Patienten auf professionell Tätige, die glauben, dass sie immer genau wüssten, was ihre Patientinnen zu welchem Zeitpunkt benötigen, so ist absehbar, was geschehen wird. Notwendig ist vielmehr, sich im Prozess flexibel auf die individuellen Bedürfnisse einzustellen. Eine solche Flexibilität lässt sich je nach Setting sicherlich unterschiedlich umsetzen. In stationären Behandlungssettings mit vorgegebenen Routinen und Erwartungen an das Verhalten von Patientinnen und Patienten ist eher mit auftretenden Schwierigkeiten zu rechnen als im grundsätzlich flexibleren ambulanten Behandlungsrahmen. > Behandlungsrahmen, Seiten 19 f.

Stigmatisierung traumatisierter Patientinnen und Patienten

Wie bei allen psychiatrischen Patientengruppen besteht auch für traumatisierte Menschen ein Stigmatisierungsrisiko, und zwar sogar in Hilfesettings. Solche Stigmatisierungen geschehen zum Beispiel dann, wenn professionell Tätige Beschwerden über die Behandlung nicht ernst nehmen und darauf verweisen, dass »Traumatisierte« eben besonders empfindlich und kritisch seien. Geschieht dies, so wird der Mensch auf das Trauma und seine scheinbar dysfunktionale Verarbeitung reduziert, mit der häufigen Folge, dass das eigene professionelle Verhalten nicht mehr hinterfragt wird.

Das Erleben der Patientinnen wird so aus der professionellen Interaktion ausgeblendet. Sie machen in diesem Fall die Erfahrung, dass ihre Bewertung infrage gestellt bzw. negiert wird und dass sie wenig bis keine Möglichkeiten haben, darauf einzuwirken, wie mit ihnen umgegangen wird. Eine solche Erfahrung ist für alle psychiatrischen Patientinnen und Patienten negativ, für traumatisierte Menschen kann sie eine Wiederholung traumatischer Erfahrungen bedeuten. > Retraumatisierung, Seite 26 f.

Patientinnen und Patienten mit traumatischen Erfahrungen sind immer mehr als ihr Trauma! Eine Reduzierung ihres Erlebens auf das erlebte Trauma durch professionell Tätige, vor allem als einseitige und monokausale Erklärung für interpersonalle Konflikte, ist unzulässig und schadet.

Traumawiederholung

Für Patientinnen und Patienten, die in ihrer Kindheit sexuelle oder körperliche Traumatisierungen erlebt haben, besteht ein Risiko, unbewusst immer wieder in Situationen oder Beziehungskonstellationen zu geraten, in denen eine Wiederholung der traumatischen Erfahrungen zumindest droht, oft genug aber auch real stattfindet. So gehen manche Betroffene mit Gewalterfahrungen oft als Erwachsene intime Beziehungen zu Partnern ein, von denen sie erneut misshandelt werden. Patientinnen und Patienten, die sexuell missbraucht wurden, haben oft Schwierigkeiten, ihre Grenzen in Bezug auf ihre Sexualität zu wahren. Sie sind in Gefahr, sexuell ausgenutzt zu werden, zeigen promiskuitives Sexualverhalten oder gehen etwa der Prostitution nach. Patientinnen und Patienten wiederum, die durch Vernachlässigung traumatisiert wurden, zeigen später möglicherweise sich selbst vernachlässigendes Verhalten, zum Beispiel durch Nahrungsverweigerung. Eine andere Art der Traumawiederholung besteht darin, dass frühere Opfer selbst zu Tätern werden können.

Traumata aus der Kindheit können bis weit ins Erwachsenenalter hinein wirksam bleiben. Professionelle Helferinnen und Helfer können zu Beobachtenden oder zu Akteuren in einer unbewussten Traumawiederholung werden: zu Beobachtenden zum Beispiel dann, wenn eine Patientin durch Beibringen von Verletzungen Bezüge zu früheren Verletzungen zeigt; Akteure können sie werden, wenn ein sich selbst gefährdender Patient es ablehnt, sich außer Gefahr bringen zu lassen und damit eine Unterbringung gegen seinen Willen, die er selbst als gewalttätigen Übergriff und als Wiederholung früherer Erlebnisse von Ohnmacht und Opferwerden erlebt, als einzige Handlungsoption zulässt.

Traumawiederholung ist für professionell Tätige häufig nur schwer zu ertragen. Sie weckt den Wunsch, die Betroffenen zu retten: vor ihrem eigenen Verhalten oder vor schädigenden Beziehungspartnern. Selbst wenn dies kurzfristig gelingen sollte, die nächste Wiederholung droht bereits – und damit auf Dauer die Ohnmacht des Helfers.

Dauerhafte Veränderungen des Verhaltens setzen in der Regel voraus, dass sich bestimmte, im Lauf der Biografie angeeignete Grundannahmen ändern, zum Beispiel die Annahme, sich in intimen Beziehungen sowieso nicht vor Gewalt schützen zu können, oder die Idee, nur dann intime Beziehungen aufrechterhalten zu können, wenn dem Partner uneingeschränkter Zugriff auf den eigenen Körper gewährt wird. Nur erkannte Muster können verändert werden – durch Veränderung des eigenen Verhaltens und daraus resultierende korrigierende Beziehungserfahrungen.

Traumawiederholungen bedürfen der therapeutischen Aufarbeitung. Patientinnen und Patienten, die ihr Trauma im Handeln wiederholen, zeigen eine spezifische Form der Anpassung an ihre Erlebnisse. Es ist wichtig, den individuellen Sinn gemeinsam mit ihnen zu verstehen, damit sie sich aus starren Verhaltensmustern lösen und sukzessiv funktionale Alternativen entwickeln können.

Traumatisierte Menschen mit Fluchterfahrung

Seit 2015 ist nicht nur in Deutschland das Thema der Arbeit mit geflüchteten Menschen in den Fokus der Öffentlichkeit gerückt. Zwar ist das Phänomen Flucht nicht erst in dieser Zeit entstanden, ebenso wenig wie Ansätze zur psychotherapeutischen und psychiatrischen Versorgung der Betroffenen, was sich aber geändert hat, ist die Größenordnung, und damit verbunden auch die Zahl professionell Tätiger in diesem Bereich.

Mit der stärkeren Aufmerksamkeit war ein Anstieg von Forschungsprojekten verbunden, unter anderem zur psychischen Gesundheit bzw. Belastung der Betroffenen und entsprechenden Anforderungen an das Hilfesystem. Dazu kam eine gesellschaftliche Diskussion darüber auf, wie wir mit Menschen umgehen, die zu uns kommen, wie viel Offenheit bzw. Abgrenzung erfolgen soll sowie zu welchem Preis wir in ganz Europa dies tun müssen. Solange es auf der Welt gute Gründe gibt, das gewohnte Lebensumfeld zu verlassen und zu flüchten, solange wird es Menschen mit Fluchterfahrungen im Hilfesystem geben. Die manchmal formulierte politische Idee eines Abschlusses dieser Entwicklungen erscheint gerade aktuell vor dem Hintergrund neuer Kriege doch recht weltfremd (siehe dazu auch Klosinski u. a. 2022).

Es ist wenig überraschend, dass Menschen mit Fluchterfahrungen teilweise erheblich psychisch belastet sind. Die Gründe dafür sind vielfältig – die Erfahrungen vor der Flucht, die nicht selten die Entscheidung zur Flucht begründet haben, traumatische Erlebnisse während der Flucht, Erlebnisse von Ausgrenzung, Ablehnung, Bedrohung, Übergriffen, Getrenntsein in den Aufnahmeländern. Schon früh untersuchten Ulrike Gäbel und Kolleginnen (2006) die Prävalenz von PTBS unter Asylbewerberinnen und Asylbewerbern und und kamen auf eine Punktprävalenz von 40 Prozent. Yuriy Nesterko und andere fanden in ihrer Untersuchung mit Asylsuchenden in Leipzig eine Prävalenz für PTBS von knapp 35 Prozent. Beide Untersuchungen deuten auf eine deutlich erhöhte Prävalenz der

PTBS in dieser Zielgruppe hin – verbunden mit einem entsprechenden Vorsorgungs- und Behandlungsbedarf. Nicht zuletzt kann dies auf eine hohe Exposition gegenüber sexualisierter Gewalt (Nesterko u. a. 2021) zurückgeführt werden, und zwar bei Menschen mit Fluchterfahrung beiderlei Geschlechts.

Zur Belastung kommt hinzu, dass traumatisierte Menschen zur Traumabewältigung ein stabiles, Sicherheit gebendes Umfeld brauchen. Dies ist bei Betroffenen mit Fluchterfahrung aus mindestens zwei Gründen oftmals nicht gegeben. Zum einen ist bei vielen die Bleibeperspektive unsicher, zum anderen haben viele noch Freunde oder Familienangehörige im Urspungsland, um die sie sich zurecht Sorgen machen und von denen sie oft nicht wissen, wie es ihnen ergeht. Weil Menschen soziale Wesen sind, bezieht sich ihr Gefühl von Sicherheit nicht nur auf sich selbst, sondern erstreckt sich auch auf die relevante soziale Umwelt. Ohne ein Minimum an Sicherheitsgefühl bleibt aber der Alarmmodus bestehen, traumatische Erfahrungen können nicht ausheilen, das Risiko von Traumafolgestörungen steigt.

Auch wenn relevante Bezugspersonen Geflüchteter im Herkunftsland oder ebenfalls auf der Flucht noch immer in Gefahr sind, ist es wichtig, Betroffene vorsichtig darauf hinzuweisen, dass sie selbst *im Augenblick in Sicherheit bzw. dass die früheren bedrohlichen Situationen vorbei sind. Das Wissen darum ist eine Grundbedingung dafür, dass das Alarmsystem zurückfahren und Traumabewältigung stattfinden kann.*

Auch wenn sich kulturelle Hintergründe und traumatische Erlebnisse unterscheiden: Das, was ein Trauma ausmacht, wie es erlebt und verarbeitet wird und welche Folgen entstehen können, ist bei allen Menschen gleich. Zur Arbeit mit Traumatisierten gehört aber immer auch, sich in ihr Lebensumfeld, ihre Biografie, ihre inneren Bezugssysteme hineinzuversetzen. Dies ist leichter, wenn Behandlerinnen und Patientinnen eine große biografische und kulturelle Schnittmenge teilen. Ist dies anfangs nicht der Fall, so muss dieses Verständnis erst erarbeitet werden. Auch die oft nicht zur Verfügung stehende gemeinsame Sprache stellt eine Hürde dar. In diesem Arbeitsfeld ist es daher oft notwendig, auf Dolmetscherinnen und Dolmetscher zurückzugreifen. Es geht also immer um eine schrittweise Annäherung von Menschen, die sich in Teilen fremder sind oder zumindest fremder erscheinen als in anderen Arbeitsfeldern. Dies setzt eine Bereitschaft voraus, sich auf diese Annäherung einzulassen, sich zu öffnen und eigene Bezugssysteme zu relativieren – bei allen Beteiligten. Integration, auch die Integration geflüchteter Menschen ins Hilfesystem, ist immer ein wechselseitiger Prozess. > Dolmetschen, Seite 129

Grenzüberschreitung ist ein integraler Bestandteil traumatischer Erfahrungen. Traumatisierte Patientinnen und Patienten haben oft die Erfahrung gemacht, dass interpersonell ihre Grenzen missachtet, mindestens aber, dass im Trauma die Grenzen ihrer Verarbeitungs- und Integrationsfähigkeiten überschritten wurden. Weil dies so ist, ist es wahrscheinlich, dass sich in der professionellen Arbeit mit traumatisierten Menschen das Thema »Grenzüberschreitung« immer wieder zeigen wird. Professionell Tätige müssen deshalb dieses Thema stets im Blick behalten, um nicht Gefahr zu laufen, die Grenzen ihrer Patientinnen und Patienten zu gefährden oder zu verletzen, aber auch, um ihre eigenen Grenzen zu wahren.

In der Arbeit mit geflüchteten und migrierten Menschen taucht das Thema »Grenzen« mehrmals auf. Diese Menschen mussten buchstäblich Grenzen überwinden, um am Leben zu bleiben. Und: Ihre traumatischen Erfahrungen sind teilweise massiv, so massiv, dass auch professionell Tätige schnell überfordert und überflutet werden können. Aus diesem Grund ist es gerade in diesem Arbeitsfeld von hoher Bedeutung, es sich zu erlauben, die eigenen Grenzen zu beachten und zu halten. Aber wie kann das gelingen, wenn wir einem Menschen gegenübersitzen, der von seinen oft brutalen Fluchterfahrungen berichtet? Auch wenn wir grundsätzlich bereit sind, zu hören, was dieser Mensch erlebt hat, so müssen wir es uns doch erlauben, die notwendige Abgegrenztheit zu erhalten, auch wenn wir das aktuelle Leid sehen und dies oft schwer auszuhalten ist. Keinesfalls sollten daraus Schuldgefühle erwachsen oder wir uns Fragen stellen wie: Muss ich nicht, als Teil der Gesellschaft, alles versuchen, um negative soziale Erfahrungen Betroffener hier zu kompensieren und darüber hinaus auf eine Veränderung der Gesellschaft hinzuwirken? Muss ich es nicht sein, der alle für diese Menschen notwendige Hilfe leistet, wenn sie doch oftmals kaum ins Hilfesystem vermittelt werden können? Darf es Grenzen geben, was und wie viel ich mir anhören und ertragen kann, und darf ich mich entsprechend verhalten?

Zur professionellen Verantwortung in der Arbeit mit traumatisierten Menschen gehört die Wahrung der eigenen Grenzen und der des Gegenübers. Dies gilt selbstverständlich auch für das Arbeitsfeld traumatisierte Patientinnen und Patienten mit Fluchthintergrund. Grundbedingung dafür ist der Fokus auf das miteinander Erreichbare in einem definierten Rahmen über einen definierten Zeitraum. Auch wenn dies wie ein Tropfen auf dem heißen Stein erscheinen mag – es ist von hohem Wert.

In diesem Spannungsfeld passiert es also schnell, dass professionell Tätige sich gegen die notwendige Wahrung ihrer Grenzen entscheiden bzw. diese aus dem Blick verlieren. Dies erhöht zum einen die Gefahr der Grenzüberschreitung auch den Patientinnen und Patienten gegenüber, zum anderen brennen Helferinnen und Helfer aus und müssen irgendwann das Tätigkeitsfeld wechseln. Weil dies so leicht passieren kann, ist es Aufgabe der entsprechenden Einrichtungen, die Belastungen ihrer Mitarbeiterinnen und Mitarbeiter stets im Blick zu haben. Nicht umsonst gibt es Nichtregierungsorganisationen, die den Aufenthalt von Helferinnen und Helfern bei Auslandseinsätzen streng zeitlich begrenzen und diese – manchmal gegen deutlichen Widerspruch – danach aus dem Einsatz abziehen.

Es gibt aber auch Gegenbeispiele: Noch immer wird in der Arbeit mit geflüchteten Menschen stark auf ehrenamtliches Engagement gesetzt – und damit eigentlich staatliche Verantwortung weitergereicht. In einem Arbeitsfeld, das durch Mangel gekennzeichnet ist, wird jede personelle Ressource genutzt, oft unter Missachtung von Belastungsgrenzen und Übersehen von Entlastungsbedarf. Zynisch gesagt: Je mehr (über-)engagierte Helferinnen und Helfer in einer Einrichtung tätig sind, desto weniger Gedanken muss diese sich um ausreichend personelle Ressourcen machen – zumindest kurzfristig.

Aktuell besteht ein deutlicher Mangel an professionellen Helferinnen und Helfern mit ukrainischen und anderen osteuropäischen Sprachkenntnissen. So ist jede Einrichtung froh darüber, wenn sie solche Kolleginnen und Kollegen hat. Diese haben aber zum Teil selbst Flucht- und Traumaerfahrungen, haben noch Freunde und Familie im Kriegsgebiet, also eine große eigene Nähe zu dem, was ihnen berichtet wird. Sie sind deshalb besonders gefährdet, überlastet zu werden, sie brauchen viel Unterstützung und Schutz und müssen gut für sich sorgen können. Selbstfürsorge braucht aber die ausdrückliche Billigung und Unterstützung von Institutionen und Leitungen. Diese wiederum brauchen ein politisches und gesellschaftliches Umfeld, in dem ihre Leistungen nicht nur dankbar angenommen werden, sondern in dem ein Bewusstsein dafür besteht, dass diese Leistungen nicht unbegrenzt erbracht werden können.

Dolmetscherinnen und Dolmetscher sind ein unverzichtbarer Bestandteil in der Arbeit mit traumatisierten Menschen mit Fluchthintergrund. Daniel Ritter (2019) weist zurecht auf ihren hohen Stellenwert in der therapeutischen Arbeit hin, und zwar – neben vielem anderen – deshalb, weil die Übersetzungsleistung eine narrative Distanz für Patientinnen und Patienten ebenso wie für Therapeutinnen und Therapeuten schafft – eine kleine, notwendige Atempause also. Leider wurde mancherorts lange übersehen, was diese Arbeit für Dolmetscherinnen und Dolmetscher selbst bedeuten kann. Durch die Übersetzung ist die Gefahr besonders groß, dass sich traumatische Geschichten innerlich festsetzen. Dadurch, dass aus der Ich-Perspektive übersetzt wird, besteht die Gefahr einer inneren Aneignung einer an sich fremden Geschichte.

Dolmetscherinnen und Dolmetscher tragen also – nicht zuletzt wegen ihrer sprachlich-kulturellen Nähe – ein besonders hohes Risiko für sekundäre Traumatisierung. Das bedeutet, dass sie in der Verarbeitung des Gehörten unterstützt werden müssen: durch Intervision, Supervision, Fortbildungen. Und: Weil sie dieselbe Sprache sprechen, werden sie verständlicherweise von Betroffenen häufig nicht nur im Therapieraum in ihrer Rolle als Dolmetschende angesprochen, sondern darüber hinaus werden vielfältige Hilfe- und Unterstützungswünsche an sie herangetragen. Dolmetscherinnen und Dolmetscher müssen deshalb besonders in Bezug auf ihre Grenzen institutionell geschützt werden.

Dolmetscherinnen und Dolmetscher in psychiatrischen Arbeitsfeldern müssen in Hinblick auf Belastung und Grenzen besonders im Blick behalten werden. Sie müssen mit entsprechenden Angeboten versorgt sein, inklusive kollegialer Unterstützung über Berufsgrenzen hinweg.

Die von Menschen mit Fluchterfahrung geschilderten traumatischen Erfahrungen sind teilweise so massiv, dass bei professionell Tätigen der Eindruck entsteht, diesen Erlebnissen gegenüber machtlos zu sein – aufgrund der erkennbaren Folgen und Belastungen, und weil wir uns manchmal – nicht zu Unrecht – die Frage stellen, wie wir selbst solche Erfahrungen eigentlich bewältigen würden. Aber: Was geschehen ist, ist geschehen, und es ist nicht das Einzige, was in der Vergangenheit geschah. Die Vergangenheit besteht immer aus weit mehr als traumatischen Erfahrungen, es gibt eine Gegenwart und es gibt eine Zukunft. Wir können auch schwer traumatisierten Menschen helfen, wenn es uns gelingt, den Menschen vor lauter Trauma nicht aus dem Blick zu verlieren. Luise Reddemann und Kolleginnen (2019, S. 16) formulieren das so: »Wir behandeln und begleiten Menschen, nicht Traumata! Die Menschheit wäre längst untergegangen, wenn Traumatherapie allein helfen würde, denn diese gibt es nach großzügiger Rechnung allenfalls seit gut einem Jahrhundert, nämlich seit dem Ersten Weltkrieg.«

Voraussetzung für diese Arbeit ist ein mitfühlender, offener, respektvoller, kultursensibler Umgang mit dem Gegenüber, die Bereitschaft, sich auf Begegnung einzulassen, die Bereitschaft, Ohnmacht und Begrenzung auszuhalten, statt durch Überengagement kompensieren zu wollen, die Bereitschaft, zu hinterfragen, ob das, was getan wird, hilft sowie schließlich das Vertrauen, dass diese menschlichen Begegnungen einen therapeutischen Effekt haben werden.

Den Menschen nicht aus dem Blick zu verlieren, heißt, bei allen traumatischen Erfahrungen, bei allen Unsicherheiten in Gegenwart und Zukunft, bei allem Mangel in der Versorgung nicht zu vergessen, dass unsere Arbeit trotz aller gegebenen und notwendigen Grenzen eine Wirkung hat – als soziale Begegnung nämlich, die heilsam sein kann.

Probleme im stationären Setting

Traumatisierte Patientinnen und Patienten können von einer stationären Behandlung in hohem Maße profitieren: Sei es kurzfristig zur Krisenintervention bzw. Stabilisierung oder längerfristig zur traumaspezifischen Behandlung. Allerdings erleben nicht wenige von ihnen einen stationären Aufenthalt als belastend bis retraumatisierend. Die Gründe dafür sind vielfältig. So können Zwangsmaßnahmen (Unterbringungen, Fixierungen, freiheitsentziehende Maßnahmen) zur Abwendung bestehender Eigen- oder Fremdgefährdung an frühere Erfahrungen von Hilflosigkeit, Gewalt und Demütigung anknüpfen und damit eine über die aktuelle Situation hinausgehende Wirkung entfalten.

Selbst wenn dies nicht eintritt: Auf allgemeinpsychiatrischen Stationen kommen traumatisierte Menschen in der Regel mit anderen Patientinnen und Patienten in Kontakt, die ein untersteuertes, grenzüberschreitendes oder schwer einzuschätzendes Verhalten zeigen – das ist nicht immer leicht auszuhalten in einem Zustand, in dem die Personen vulnerabel sind und sich, zum Beispiel infolge einer dissoziativen Symptomatik, als eingeschränkt handlungs- und abwehrfähig erleben. Andere Menschen – Patienten und Behandlerinnen – können so für traumatisierte Personen zu einer potenziellen Bedrohung werden.

BEISPIEL

Frau H., Patientin mit einer chronischen PTBS, mehrfach in ihrem Leben traumatisiert, unter anderem durch Behandlungsfehler und sexuelle Übergriffe, muss sich zur Diagnostik stationär in ein allgemeinmedizinisches Krankenhaus begeben. Sie befürchtet, dass die Untersuchungssituation bei ihr Dissoziationen auslösen und sie dadurch einen massiven Kontrollverlust erleiden könnte.

In der Vorbesprechung mit der Oberärztin hat sie deshalb auf ihre Situation hingewiesen und darum gebeten, dass alle körperlichen Untersuchungen von Ärztinnen oder Krankenpflegerinnen durchgeführt werden. Dies ist ihr zugesichert worden. Außerdem war es ihr Wunsch, dass sie über jede anstehende Untersuchung rechtzeitig informiert wird und alle ihre Fragen beantwortet werden. Sie bittet um ein Einzelzimmer, weil sie in angespannten Situationen die Anwesenheit Unbekannter schwer erträgt – die Oberärztin sichert zu, diese Möglichkeit zu prüfen.

Als Frau H. wenige Tage später aufgenommen wird, ist die Oberärztin im Urlaub. Frau H. wird von einer Krankenpflegerin in ein Zimmer mit zwei weiteren Patientinnen und einem Patienten gebracht. Auf ihre Frage, was denn mit dem Einzelzimmer sei, erklärt die Krankenpflegerin, von dieser Anfrage sei ihr nichts bekannt und Patienten bekämen nun mal nicht einfach so ein Einzelzimmer. Einige Zeit später erscheint eine andere Krankenpflegerin und möchte Frau H.

zur Eingangsuntersuchung mit einem Arzt bringen. Frau H. reagiert darauf mit heftiger Angst und dem Gefühl von Kontrollverlust. Als sie protestiert und darauf hinweist, dass sie doch abgesprochen habe, nicht von Männern untersucht zu werden, wird die Schwester ärgerlich und beharrt darauf. Als Frau H. versucht, ihr ihre Situation zu erklären, erwidert sie, das sei keine psychiatrische Station, und Frau H. solle aufhören, die Untersuchung zu boykottieren.

Eine wahrgenommene Bedrohung löst bei allen Menschen Bindungsverhalten aus – in diesem Fall meistens gerichtet an das Personal auf der Station. Wird dann wie in diesem Beispiel der Kontext – vor allem die Not der Patientin – nicht gesehen, besteht die Gefahr, dass ihr Verhalten als querulatorisch, manchmal auch als Angriff auf die eigene oder institutionelle professionelle Identität verstanden wird. Und tatsächlich: Menschen, die selbst verletzt wurden, können andere Menschen durchaus verletzen, ohne dass sie dies wollen oder wahrnehmen. Wird ihr Verhalten dann als Angriff erlebt, können daraus Aggressionen und entsprechende Verhaltensweisen der Patientin gegenüber resultieren: Aus den Schwierigkeiten der Patientin ist eine schwierige Patientin geworden, die nun genau dort Invalidierung und Ablehnung erfährt, wo sie Schutz gesucht hatte. Kirstin Klups und Ulrich Sachsse (2018) sprechen sich deshalb dafür aus, für entsprechende Patienten, die nicht auf spezialisierten Stationen aufgenommen werden können, Anpassungen im Stationsalltag vorzunehmen und ihnen zum Beispiel Rückzugsräume zur Verfügung zu stellen sowie sie von bestimmten Gruppenangeboten freizustellen.

Solche strukturellen Ansätze entbinden Einrichtungen selbstverständlich nicht davon, entsprechende Phänomene im Sinne der Patientinnen und Patienten und des eigenen Personals supervisorisch aufzuarbeiten. Gelingt eine solche Aufarbeitung, dann hilft dies nicht nur den Betroffenen, sondern auch – im Sinne eines Lerneffekts – der Einrichtung und den in ihr tätigen Menschen.

Umgang mit Chronifizierung

Traumafolgestörungen können chronische Verlaufsformen annehmen. Entsprechend weist ein relevanter Teil der traumatisierten Patientinnen und Patienten lang andauernde Symptome auf, verbunden mit entsprechenden Einschränkungen der Funktionsfähigkeit und Teilhabe. Chronifizierte Patientinnen und Patienten, egal mit welcher Diagnose, stellen immer eine besondere Herausforderung für das Hilfesystem dar: Sie bleiben lange im System, stellen sich immer wieder vor und führen Behandelnden scheinbar vor Augen, dass man ihnen nicht helfen kann.

Bezüglich traumatisierter Menschen gibt es allerdings eine Besonderheit: Aus den Studien zur Evaluation von Traumatherapie weiß man, dass Traumakonfrontation zur Symptomreduktion führt, während Stabilisierung allein dies nicht erreicht. Darüber hinaus ist bekannt, dass Betroffene mit ausgeprägtem Vermeidungsverhalten ein größeres Risiko für die Entwicklung chronischer Traumafolgeschäden tragen. Daraus kann der Rückschluss entstehen, dass sich chronifizierte Traumapatientinnen und -patienten nur ausreichend konfrontieren müssten, dann gehe es ihnen schon besser. Oder, zugespitzt: Betroffene sind selbst schuld, wenn sie chronifizieren.

Es gibt nicht die *eine* Ursache für die Chronifizierung von Traumafolgen. Der Umgang des Patienten mit traumatischen Erlebnissen (Auseinandersetzung oder Vermeidung) ist nur eine von mehreren Variablen. Unter anderem spielen die Antworten auf folgende Fragen eine Rolle: In welchem Lebensalter fand die Traumatisierung statt? Welcher Art ist das Trauma? Wie viele traumatische Erlebnisse gab es? Wie stabil waren und sind die Lebensumstände? Wie stabil war und ist das soziale Umfeld? Wie viel soziale Unterstützung war und ist vorhanden? Fand eine Viktimisierung statt? Liegt ein sekundärer Krankheitsgewinn vor (etwa die Verknüpfung von Aufenthaltsstatus und Behandlungsbedürftigkeit bei vor

Krieg Geflüchteten)? Standen und stehen überhaupt Behandlungsmöglichkeiten zur Verfügung?

Auch Patientinnen und Patienten mit chronisch verlaufenden Traumafolgen profitieren von auf sie zugeschnittenen traumatherapeutischen Angeboten. Verfügen sie über ausreichend Stabilität, dann ist Traumabearbeitung möglich, und zwar in einem stabilen psychotherapeutischen Rahmen, nicht im Kontext von Beratung, Einzelfallhilfe, Krisenintervention etc. Traumatisierte Patientinnen und Patienten mit chronifizierten Traumafolgestörungen sollten auf diese Möglichkeiten hingewiesen werden, auch dann, wenn sie bereits psychotherapeutische Vorerfahrungen gemacht haben.

Gleichzeitig ist es aber notwendig, ihren individuellen Umgang mit dem Trauma und seinen Folgen zu respektieren. Viele traumatisierte Menschen haben durchaus den Wunsch, dass sich ihr Leben ändert, gleichzeitig aber Angst davor, sich therapeutisch mit dem Erlebten auseinanderzusetzen. Diese Ambivalenz kann nur aufgelöst werden, wenn zunächst auch die ablehnende Seite akzeptiert und dann die Veränderungsmotivation gestärkt wird. Lehnen Betroffene auch dann eine konfrontative Behandlung ab, so ist dies zu respektieren – und zu überlegen, wie der sonstige Hilfebedarf gedeckt werden kann.

Ambivalenzen zu bearbeiten, bedeutet, gemeinsam auf Chancen und Risiken aller möglichen Entscheidungen – hier Konfrontation mit dem Trauma versus Vermeidung – zu schauen. Es bedeutet nicht, als professionell Tätiger einseitig eine Handlungsoption zu favorisieren und zu vertreten. Gerade traumatisierte Menschen müssen hisichtlich ihrer Behandlung einen weitgehenden Entscheidungsspielraum bekommen.

Suizidalität und Selbstschädigung

Traumatisierte Patientinnen und Patienten können suizidale Krisen entwickeln. Die Rate an Suizidversuchen von Betroffenen mit PTBS ist gegenüber der Normalbevölkerung um den Faktor acht erhöht (Frommberger u. a. 2018). Suizidalität kann dabei bereits in der Akutphase nach einem traumatischen Ereignis auftreten: entweder bereits in der Schockphase (Wolfersdorf & Etzersdorfer 2022) oder später in der Einwirkungsphase, wenn Betroffenen langsam deutlich wird, was geschehen ist. In dieser Phase werden erlittene Verluste realisiert. Möglicherweise entstehen Schuldgefühle, zum Beispiel weil sie selbst überlebt haben, während andere starben, oder darüber, dass man einen anderen Menschen nicht retten konnte. Suizidalität kann auch aus Scham heraus entstehen: als Resultat der eigenen Bewertung des Geschehens oder aufgrund beschämender Reaktionen der Umwelt. > Traumaphasen, Seiten 41 f., 86 ff.

Die Frage, wie gut die Traumabewältigung gelingt, hat Auswirkungen auf die mögliche Suizidalität. Menschen, die nach schwerer Traumatisierung eine PTBS entwickeln, zeigen mehr suizidales Verhalten als solche ohne PTBS (Boos 2014). Bei traumatisierten Patientinnen und Patienten mit Borderline-Persönlichkeitsstörung besteht ein hohes Risiko für Suizidalität, Suizidversuche und vollendete Suizide, etwa 9 Prozent der Betroffenen versterben durch Suizid (Bohus 2019).

INTROJEKTE Eine besondere Rolle für die Suizidalität traumatisierter Personen können sogenannte Täterintrojekte spielen, also Sichtweisen bzw. Aussagen des Täters, die im Verlauf einer Traumatisierung verinnerlicht werden. Diese Verinnerlichung findet vor allem dann statt, wenn den Betroffenen neben Kampf und Flucht auch Dissoziation nicht möglich ist. Die Verinnerlichung von Anteilen des Täters ist deshalb sinnvoll, weil sie das Überleben sichern kann: Der Täter und sein Handeln werden empathisch verstanden, damit wird möglicherweise das weitere Handeln des Täters vorhersehbar (Sachsse 2018).

Zu Täterintrojekten gehören übernommene Schuldanteile (»Ich wollte das doch«, »Ich habe das provoziert«, »Wenn ich das nicht gewollt hätte, dann hätte ich mich doch gewehrt« etc.) oder übernommene Aussagen zur eigenen Identität (»Ich bin wertlos«, »Ich habe keinen Anspruch, dass meine Grenzen und Bedürfnisse wahrgenommen werden« etc.). Zu Täterintrojekten kommt es besonders häufig bei einer Traumatisierung in der Kindheit durch nahe Bezugspersonen. Solche Täterintrojekte können aggressives, vor allem aber auch autoaggressives Verhalten auslösen. Sind Teile des Selbst mit dem Täter identifiziert, dann steigt die Wahrscheinlichkeit für selbstverletzendes und suizidales Verhalten (Huber 2020). Diese Selbstanteile sind häufig ich-synton, sie werden also als zur eigenen Persönlichkeit dazugehörig erlebt. Sie können aber auch ich-dyston erlebt werden, als etwas Fremdes, das Angst macht.

BEISPIEL

Frau D. wird wegen Suizidgedanken auf eigenen Wunsch stationär psychiatrisch aufgenommen. Sie berichtet, dass sie in der Vergangenheit zeitweise Suizidgedanken hatte, diese aber gut steuern und sich rechtzeitig und ausreichend distanzieren konnte. Seit gestern sei es nun allerdings anders: Sie habe am Arbeitsplatz einen heftigen Streit mit einer Kollegin gehabt, die sie als rücksichtslos und grenzverletzend erlebte. Plötzlich sei in ihr der Gedanke aufgetaucht, sie verdiene nichts anderes, weil sie ein »unwerter« Mensch sei, sie verdiene es nicht einmal, zu leben.

Frau D. kann sich diese Gedanken nicht erklären, sie erlebt sie als nicht zu sich gehörend und fremd und hat Angst, dass dieses Fremde die Kontrolle über sie gewinnen könnte. Auf die Frage, ob ihr einmal Menschen mit dieser Haltung gegenübergetreten seien, berichtet sie vom sexuellen Missbrauch ihres Stiefvaters während der Pubertät. Neben den körperlichen Übergriffen hatte dieser sie immer wieder massiv entwertet und ihr gesagt, dass sie die Übergriffe als Strafe dafür verdiene, dass sie ein wertloser, böser Mensch sei, der es eigentlich nicht verdiene, am Leben zu sein.

Es ist wichtig, mit Patientinnen und Patienten gerade im Kontext von Suizidalität über solche Introjekte zu sprechen, um bestimmte Seiten ihres Selbst verständlich zu machen. Allerdings reagieren nach meiner Erfahrung manche Betroffene erschreckt oder ärgerlich auf den Introjekt-Begriff, weil dieser für sie bedeutet, sie hätten etwas Fremdes in sich aufgenommen, das sie nicht in sich haben wollen. Es hilft dann, zu erklären, dass dieser Mechanismus ein unbewusster ist, der dem Überleben dient. Martin Sack (2010) rät dazu, Introjektion als aktive, kreative Anpassungsleistung an extreme, traumatisierende Umweltbedingungen zu verstehen und entsprechend zu vermitteln. Therapeutisch lassen sich solche Introjekte gut bearbeiten, zum Beispiel durch distanzierende Imaginationen, durch die dann das Introjekt verändert oder unschädlich gemacht werden kann (Sachsse 2018).

Suizidale Handlungen werden, auch von traumatisierten Menschen, aus einer individuellen Motivation heraus begangen. Keineswegs lässt sich aus der Art der Handlung direkt auf das Motiv schließen, denn sichtbaren Verletzungen liegt nicht notwendigerweise ein Appell zugrunde, nicht tödlich verlaufende suizidale Handlungen können durchaus den Tod als Ziel gehabt haben etc. Stellen professionell Tätige zu schnell und bagatellisierend die Ernsthaftigkeit solcher Handlungen infrage, so übersehen sie nicht nur das dahinterliegende Leid, sondern möglicherweise auch eine Gefährdung ihrer Patientinnen und Patienten.

Suizidalität ist also stets ernst zu nehmen. Sie muss im therapeutischen Prozess im Zentrum der Aufmerksamkeit stehen, und zwar so lange, bis keine Suizidalität mehr besteht. Der Abschluss eines Anti-Suizid-Paktes allein stellt keine ausreichende therapeutische Intervention dar, auch wenn solche Pakte nach meiner Erfahrung ein ausgesprochen wirksames therapeutisches Mittel im Sinne eines Verhaltensvertrages darstellen.

Suizidalität ist immer ernst zu nehmen, ausgehend zunächst von der größtmöglichen Gefahr. Sie muss im Zentrum der professionellen Interaktion stehen, bis die Suizidalität nicht mehr vorliegt. Eine vertrauensvolle professionelle Beziehung stellt einen bedeutsamen antisuizidal wirkenden Faktor dar. Sie ist überdies die Grundbedingung dafür, dass Betroffene ehrlich und offen über ihre Suizidalität berichten.

SELBSTVERLETZENDES VERHALTEN Ein großer Teil traumatisierter Patientinnen und Patienten zeigt kein selbstverletzendes Verhalten. Aber: Mindestens zwei Drittel der sich selbst verletzenden Personen sind in ihrer Kindheit traumatisiert worden (Sachsse 2008). Selbstverletzungen haben unterschiedliche Funktionen: Sie dienen als Mittel der Spannungsabfuhr bzw. zur Entspannung, zur psychischen Stabilisierung, zur Beendigung dissoziativer Zustände, als magische Handlungen zur Abwehr erwarteten Unheils, zur Erreichung leichter euphorischer Zustände etc. Keineswegs ist das Motiv für Selbstverletzung stets und ausschließlich, sich »wieder spüren« zu wollen.

Häufige Formen der Selbstverletzung sind Schnitte unterschiedlicher Tiefe (manchmal auf bestimmte Regionen des Körpers beschränkt, manchmal auch am ganzen Körper), das Schlagen mit dem Kopf gegen die Wand, Verbrennungen und Verätzungen sowie das Verhindern des Heilens von Wunden. Viele Patientinnen und Patienten berichten, dass sie mit der Zeit die Dosis an Selbstverletzungen steigern mussten, um die gewünschten Effekte zu erzielen.

Ein kurzfristiges therapeutisches Ziel besteht darin, die Selbstverletzungen so weit wie möglich zu reduzieren und die dabei entstehenden Schädigungen so gering wie möglich zu halten sowie die gegebenenfalls notwendige medizinische Behandlung zu gewährleisten. Langfristig geht es darum, mit den Btroffenen ein Verständnis dafür zu entwickeln, in welchen Situationen und warum sie zur Selbstschädigung greifen, um Alternativen zu entwickeln. Einen Ansatz dafür bietet das Skillstraining als Teil der Dialektisch-Behavioralen Therapie. Präventiv für selbstverletzendes Verhalten kann außerdem das Angebot sein, sich rechtzeitig an professionelle Helferinnen wenden zu können.

Die Arbeit mit suizidalen und/oder sich selbst verletzenden Personen kann eine erhebliche Belastung für professionell Tätige bedeuten. Sie sind in der Gefahr, sich entweder ständig zu sorgen und damit ihre Grenzen zu verlieren oder irgendwann in ihrer Empathie zu ermüden und damit ihren Patientinnen und Patienten nicht mehr gutzutun. Aus meiner Sicht sind hier kollegiale und professionelle Unterstützung in Form von Intervision und Supervision grundlegend. Spezifische Fortbildungen können ebenfalls sehr hilfreich sein und entlastend wirken.

Umgang mit Dissoziationen

Traumatisierte Patientinnen und Patienten können auch im professionellen Kontakt dissoziieren, und das nicht nur im psychotherapeutischen Setting. Dissoziationen sind ein Hinweis auf Belastungen und werden in der Regel von Betroffenen als aversiv erlebt. Dissoziierende Personen können bei professionellen Helfern Ängste und Hilflosigkeit auslösen.

Patientinnen und Patienten, die Erfahrungen mit dissoziativen Zuständen haben, haben oft auch gelernt, diese unangenehmen Zustände wieder zu beenden. Für einige sind Imaginationen hilfreich (etwa, sich innerlich für kurze Zeit an einen angenehmen Ort zu begeben oder in der Vorstellung unangenehme, Stress und Angst auslösende Bilder in einem »Tresor« zu verschließen). Anderen helfen Sinnesreize, zum Beispiel das Riechen an einem Riechfläschchen (für solche »Gegenmittel« wird oft der Ausdruck »Notfallkoffer« verwendet). Auch für den Umgang mit Dissoziationen kann ein Skillstraining im Sinne der DBT hilfreich sein.

Professionell Tätige sollten Patientinnen und Patienten darin unterstützen, dissoziative Zustände zu beenden und mit ihrer Aufmerksamkeit wieder ins Hier und Jetzt zurückzukehren. Eine Möglichkeit besteht darin, die Aufmerksamkeit auf die unmittelbare aktuelle Situation zu lenken, indem darum gebeten wird, sich auf die Sinneseindrücke zu konzentrieren und diese zu benennen – zum Beispiel den Raum zu beschreiben, in dem man sich gerade befindet. Eine strukturierte Form dafür stellt die »5-4-3-2-1-Übung« dar.

Die 5-4-3-2-1-Übung

Die Patientin wird gebeten, sich möglichst entspannt hinzusetzen und mit den Augen einen Punkt im Raum zu suchen. Sie soll dann ihre Aufmerksamkeit auf die aktuelle Situation richten und sich zunächst darauf konzentrieren, was sie gerade mit den Augen wahrnimmt. Sie wird aufgefordert, fünf Dinge zu benennen, die sie im Moment in ihrer Umgebung sehen kann. Im nächsten Schritt soll sich die Patientin auf ihr Gehör konzentrieren und fünf Dinge benennen, die sie gerade hören kann. Danach wird sie gebeten, ihre Aufmerksamkeit auf die Sinneseindrücke ihres Körpers zu richten und wiederum fünf Dinge zu benennen, die sie gerade spüren kann (die Füße auf dem Boden, die Arme auf den Stuhllehnen, den Rücken an der Stuhllehne etc.).

Diese Übung wird wiederholt, wobei die Anzahl der zu benennenden Dinge der drei Sinneskanäle in den nächsten Durchgängen reduziert wird, bis zuletzt nur noch jeweils eine visuelle, auditive und sensorische Wahrnehmung abgefragt wird.

Diese Übung kann auch mit weniger als drei Sinneskanälen und mit weniger als fünf Durchgängen durchgeführt werden. Wichtig ist, vor der Übung den Ablauf zu erklären und darauf hinzuweisen, dass Fehler (in der Anzahl der genannten Wahrnehmungen oder der Reihenfolge der Sinneskanäle) normal und erlaubt sind.

Die dargestellte Übung dient der Unterbrechung von Dissoziationen durch Reorientierung. Wenn es der Patientin gelingt, ihre Aufmerksamkeit auf die aktuelle Situation zu richten, dann kann – aufgrund der Begrenzungen der menschlichen Aufmerksamkeit – nicht gleichzeitig der Fokus bei traumatischen Erinnerungen liegen.

Wenn Patientinnen und Patienten bereits so weit dissoziieren, dass diese Übung für sie zu komplex ist, dann kann die Reihenfolge umgekehrt werden – als 1-2-3-4-5-Übung. Außerdem ist es möglich, auf einem Sinneskanal zu bleiben und sich beispielsweise den Therapieraum beschreiben zu lassen (visueller Kanal). Ist auch dies nicht möglich, so kann den Betroffenen die Reorientierung dadurch ermöglicht werden, dass ihnen mitgeteilt wird, an welchem Ort sie sich befinden, wie ihr Gesprächspartner heißt, welcher Wochentag ist etc.

Manche Patientinnen und Patienten fassen dissoziative Zustände als Beweis dafür auf, dass sie ihre Kontrolle immer wieder verlieren und damit immer wieder in potenziell gefährliche Situationen geraten werden. Ich habe die Erfahrung gemacht, dass es sinnvoll ist, ihnen nach Ende der Dissoziation mitzuteilen, wie lange der dissoziative Zustand angedauert und was sich in dieser Zeit ereignet hat.

Einige dissoziierende Menschen sind gut ansprechbar und können Auskunft darüber geben, wie es ihnen geht, ohne dass sie sich später daran erinnern. Die Mitteilung darüber, wie sie selbst sich verhalten und wie sie damit Einfluss auf die Situation genommen haben, kann das Erleben eines kompletten Kontrollverlusts relativieren und das Vertrauen in die eigenen Kompetenzen auch bei Dissoziation erhöhen.

Stabilisierung durch Imagination

Traumatisierte Patientinnen und Patienten leiden häufig unter starken Anspannungen und darunter, dass sie von fragmentierten Erinnerungen verfolgt werden, die sie nicht oder nur begrenzt kontrollieren können. Eine Möglichkeit, zumindest zeitweilig Kontrolle zu gewinnen bzw. in Momenten der Anspannung kurze Zeit für Entspannung zu sorgen, bieten Imaginationsübungen.

Die wohl bekannteste Technik ist die Übung des »Inneren sicheren Ortes«. Die folgende Anleitung dieser Übung ist angelehnt an »Der innere Ort der Geborgenheit« nach Luise Reddemann (2022, S. 57 f.):

Übung des inneren sicheren Ortes

Ich möchte Sie einladen, die Übung des inneren sicheren Ortes kennenzulernen. Dieser Ort kann auf der Erde sein, er kann aber auch außerhalb der Erde sein. Lassen Sie nun Gedanken, Vorstellungen oder Bilder von einem Ort aufsteigen, an dem Sie sich ganz wohl und geborgen fühlen. (Pause) Und geben Sie diesem Ort eine Begrenzung Ihrer Wahl, die so beschaffen ist, dass nur Sie bestimmen können, welche Lebewesen an diesem Ort, Ihrem Ort, sein sollen, sein dürfen. (Pause) Sie können Lebewesen, die Sie gern an diesem Ort haben wollen, einladen. Oder auch vielleicht liebevolle Begleiter, Helfer, Wesen, die Ihnen Unterstützung und Liebe geben. (Pause)

Prüfen Sie, ob Sie sich an Ihrem inneren sicheren Ort mit allen Ihren Sinnen wohlfühlen. (Pause) Prüfen Sie zuerst, ob das, was Ihre Augen wahrnehmen, für die Augen angenehm ist. Wenn es noch etwas geben sollte, was Ihnen nicht gefällt, dann verändern Sie es. (Pause) Nun überprüfen Sie, ob das, was Sie hören, für Ihre Ohren angenehm ist. Wenn nicht, verändern Sie es so, dass alles, was Sie hören, angenehm ist. (Pause) Ist die Temperatur dort angenehm? Wenn nicht, so können Sie sie jetzt verändern. (Pause) Können Sie sich so bewegen, dass Sie sich ganz wohlfühlen, und können Sie jede Haltung einnehmen, in der Sie sich wohlfühlen? Wenn nicht, dann verändern Sie es. (Pause) Sind die Gerüche, die Sie wahrnehmen, angenehm? Auch die Gerüche können Sie verändern, sodass Sie sich ganz wohl damit fühlen. (Pause)

Wenn Sie nun spüren können, dass Sie sich an Ihrem inneren Ort ganz und gar wohlfühlen, dann können Sie mit sich eine kleine Körpergeste vereinbaren. Und diese kleine Geste können Sie in Zukunft ausführen, und sie wird Ihnen helfen, dass Sie diesen Ort ganz rasch wieder in der Vorstellung haben. Und wenn Sie möchten, können Sie diese Geste jetzt ausführen. (Pause) Jetzt schauen Sie sich bitte noch einmal ganz genau Ihren inneren sichern Ort an, und nehmen Sie mit allen Sinneskanälen diesen Ort wahr. (Pause) Um die Übung jetzt zu beenden, nehmen Sie wieder Ihre Körpergrenzen wahr, den Kontakt Ihrer Füße mit dem Boden, und kommen Sie dann mit Ihrer Aufmerksamkeit zurück in den Raum.«

Die Übung des inneren sicheren Ortes kann in dieser oder in abgewandelter Form durchgeführt werden. Wichtig ist, dass Patientinnen und Patienten aus sich heraus einen Ort imaginieren, an dem sie sich entspannt und sicher fühlen und den sie vollkommen kontrollieren können, daher die imaginierte Barriere und die Möglichkeit, den Ort nach eigenen Bedürfnissen zu gestalten. Beim ersten Mal brauchen manche Betroffene Zeit, bis innere Bilder entstehen – diese Übung sollte also in aller Ruhe durchgeführt werden. Und: Nicht alle Menschen können imaginieren, es kann also gut sein, dass kein innerer sicherer Ort entsteht. In dem Fall sollte das normalisiert werden, damit nicht der Eindruck eines persönlichen Defizits mitgenommen wird.

Diese Übung ist übrigens nicht nur für traumatisierte Patientinnen und Patienten gut geeignet, sondern als Entspannungstechnik für alle Menschen – auch für angespannte professionelle Helferinnen und Helfer!

Da allerdings nicht alle Menschen gleichermaßen zur Imagination fähig sind, kann es vorkommen, dass einige keinen inneren sicheren Ort generieren können. Eine Alternative ist die Vorgabe eines »Ruhebildes« (etwa aus Zeitschriften oder anderen Medien), das Patientinnen und Patienten als angenehm empfinden und dann von sich aus erinnern können.

Wie alles im Leben ist auch Imagination lernbar. Das bedeutet, dass Betroffene üben sollten, sich an den inneren sicheren Ort zu versetzen, am besten zunächst in entspannten Situationen, um dann bei Anspannung auf diese Ressource zurückgreifen zu können.

Neben der Übung des inneren sicheren Ortes existieren weitere Imaginationsübungen (Stein 2020), zum Beispiel die Übung des »inneren Helfers« (die Imagination eines inneren Helfers oder einer weisen Gestalt als Ressource, sie ist mit der Übung des inneren sicheren Ortes kombinierbar) und die Übung des »inneren Gartens« (die Imagination eines Stückes unbebauten Landes, das entsprechend den eigenen Wünschen und Bedürfnissen bepflanzt wird).

Eine weitere bekannte Imaginationsübung ist die »Tresorübung«. Sie kann eingesetzt werden, um überflutende belastende Bilder kurzzeitig kontrollieren zu können. In dieser Übung wird ein Tresor bzw. ein Schließfach imaginiert, in dem die belastenden Bilder deponiert werden. Die Tür wird verschlossen, die Patientin hat aber noch immer Zugriff auf die Erinnerungen und kann sie später kontrolliert (etwa im Rahmen von Traumatherapie) wieder hervorholen und bearbeiten.

Nicht in allen Ländern dieser Erde dienen Tresore in gleicher Weise der Aufbewahrung von wichtigem Inhalt. Es kann also sein, dass eine Patientin oder ein Patient mit dieser Übung deshalb nichts anfangen kann. In diesem Fall hilft es, sich beschreiben zu lassen, auf welche Art sie oder er Wichtiges sicher verschließen würde und dies dann als Alternative zum Tresor zu verwenden.

Die hier beschriebenen Übungen werden weitverbreitet in unterschiedlichen Arbeitskontexten verwandt. Daneben entwickeln Betroffene oft für sich verblüffende Imaginationstechniken, ohne dass ihnen dies immer selbst klar ist. Eine Patientin berichtete mir einmal, dass sie sich in Situationen, die für sie aufgrund ihrer traumatischen Erfahrungen sehr belastend sind und in denen sie droht, in Dissoziationen abzugleiten, eine

Eisenbahn vorstellt, in die sie dann einsteigt und die sie aus der Situation hinausfährt. Sie imaginiert den Schienenstrang aber so, dass sie jederzeit in die Situation zurückkehren kann, und überprüft dann, ob sie sich ihr jetzt stellen kann. Ein anderer Patient, der Schwierigkeiten mit der Vorstellung eines Tresors hatte, behalf sich damit, dass er sich daran erinnerte, wie er als Kind mit Albträumen umgegangen war: Er stellte sich ein großes Loch im Boden vor und dann eine Leinwand, auf die er die belastenden Bilder projizierte. Diese Leinwand knüllte er in seiner Vorstellung zusammen, warf sie in das Loch und häufte einen großen Berg schwerer Steine darüber.

Traumatisierung von Helferinnen und Helfern

Professionell Helfende können durch die Arbeit mit traumatisierten Menschen selbst traumatisiert werden. Ein hohes Risiko für die Ausbildung einer Posttraumatischen Belastungsstörung tragen Polizeibeamte, Feuerwehrleute und Rettungskräfte nach belastenden Einsätzen, aber auch psychiatrisch Tätige, etwa bei eskalierenden Gewaltsituationen auf einer Station. Sie werden nicht nur unmittelbar zu Zeugen in traumatischen Situationen, sondern möglicherweise im Einsatz selbst bedroht, angegriffen oder verletzt. Aber auch Helfer, die nicht direkt am Einsatzort tätig waren, können Traumasymptome entwickeln: Ärzte, Psychotherapeuten, Mitarbeiter in Beratungsstellen, Dolmetscherinnen, Journalistinnen, Rechtanwältinnen etc. Auch sie werden zu Zeugen, zwar nicht durch direktes Beobachten, aber durch die Schilderungen der Betroffenen und die dadurch in ihnen entstehenden Bilder.

Darüber hinaus kann die Arbeit mit traumatisierten Menschen eigene traumatische Erfahrungen reaktivieren. Die möglichen Folgen sind vielfältig: die klassischen PTBS-Symptome wie Albträume, intrusiv auftauchende Bilder oder ein dauerhaft erhöhter Spannungslevel. Andere

Folgen können sein: ein langsamer Verlust der Empathiefähigkeit, der Wunsch nach Flucht oder Betäubung, der Verlust der eigenen Grenzen in der Arbeit, die Vernachlässigung von sozialen Kontakten, der allmähliche Verlust des Gefühls von Sinnhaftigkeit in der Arbeit, vermehrte Stresssymptome, soziale Konflikte außerhalb der Arbeit.

Während die zuerst beschriebenen Symptome von professionell Tätigen meist schnell bei sich wahrgenommen und als Ausnahmezustände eingeordnet werden, entwickeln sich andere Symptome eher schleichend und werden von Betroffenen lange nicht wahr- bzw. nicht ernst genommen. In diesem Fall sind Helfende auf ein funktionierendes soziales Umfeld angewiesen, das auf sie achtet und sie auf Veränderungen aufmerksam macht. Eine wesentliche soziale Ressource sind Kolleginnen und Kollegen. Ein gutes Helferteam zeichnet sich deshalb unter anderem durch gegenseitige Fürsorge und Unterstützung aus.

Professionell Tätige welcher Berufsgruppe auch immer dürfen in ihrer Arbeit mit traumatisierten Patientinnen und Patienten nicht alleingelassen werden. Sie benötigen Unterstützung von Kolleginnen und Kollegen ebenso wie von Leitungskräften.

Selbstfürsorge und institutionelle Fürsorge für Helferinnen und Helfer

Professionelle Helferinnen und Helfer sind in ihrer Arbeit mit traumatisierten Personen besonderen Belastungen ausgesetzt. Es braucht daher ein gutes Belastungsmanagement, um diese Arbeit auf Dauer leisten zu können. Damit sind zum einen wir selbst, zum anderen aber die Institutionen, in denen wir arbeiten, angesprochen.

Selbstfürsorge beginnt mit Selbsterfahrung, genauer gesagt mit einigen Fragen, die sich Helferinnen und Helfer selbst stellen sollten:

- Warum mache ich diese Arbeit eigentlich?

- Was bedeutet es mir, mit traumatisierten Menschen zu arbeiten?
- Was lösen diese gewöhnlich in mir aus?
- Gibt es traumatische Erfahrungen in meiner eigenen Biografie, in meiner (Herkunfts-)Familie?
- Gibt es Themen, die ich suche, und andere, die ich vermeide?

Das Ziel der Beantwortung dieser Fragen besteht darin, sich selbst, die eigene Geschichte, die eigenen Motive und eventuelle Schwachstellen zu kennen. Sie werden in der Arbeit mit traumatisierten Menschen eine Rolle spielen.

Selbstfürsorge bedeutet weiterhin, sich selbst in der täglichen Arbeit zu beobachten, bei sich Belastungen wahrzunehmen und mit diesen umgehen zu lernen. Roland Weber (2011) betont die Notwendigkeit, die eigenen Grenzen gegenüber Patientinnen und Patienten zu wahren. Das bedeutet unter anderem, dass professionell Tätige nicht jede detailreiche Schilderung traumatischer Erlebnisse aushalten müssen und dass sie das Bedürfnis nach Begrenzung der Schilderungen durch den Betroffenen ausdrücken dürfen.

Christian Pross (2009) interviewte 72 professionell Tätige, die mit traumatisierten Patientinnen und Patienten arbeiten, und fragte sie unter anderem nach ihren Ressourcen, die es ihnen ermöglichen, diese Arbeit zu machen. Zu den am häufigsten genannten Ressourcen gehörten:

- die eigene Familie als entlastender Gegenpol zur Arbeit
- das Formulieren realistischer Ziele in der Arbeit (und damit die Abkehr von der Idee, die Welt verändern zu wollen)
- die Möglichkeit, die eigene Arbeit zu dokumentieren und zu veröffentlichen (als Vortrag auf Tagungen oder in Buchform)
- die Möglichkeit, sich fortzubilden
- kulturelle Aktivitäten als Ausgleich
- der Austausch unter Kolleginnen und Kollegen
- Humor, Sport und Reisen

Michaela Huber (2023) nennt unter anderem die Begrenzung der Anzahl traumatisierter Patientinnen und Patienten, die Begrenzung von nicht mehr als sieben Psychotherapiestunden am Tag, regelmäßige Supervision, Intervision und Fortbildungen, die Fürsorge für eigene verletzte Anteile, regelmäßige Urlaube, Freizeitgestaltung, Ausdauersport, die Pflege sozialer Beziehungen, eigene Psychotherapie bei Bedarf und politisches Engagement als Faktoren der Selbstfürsorge.

INSTITUTIONEN Selbstfürsorge ist ein notwendiger Bestandteil professioneller Arbeit. Sie entbindet Institutionen allerdings nicht von ihrer Verantwortung institutioneller Fürsorge. Institutionelle Fürsorge bedeutet, professionell Tätige nicht allein- oder im Stich zu lassen. Sie beginnt auf der Leitungsebene: Regelmäßige Supervisionen und die Möglichkeit für Mitarbeiterinnen und Mitarbeiter, an Fortbildungen teilnehmen zu können, sind unverzichtbar in der Arbeit mit traumatisierten Personen.

Notwendig ist darüber hinaus eine Betriebskultur, in der es nicht nur zulässig ist, eigene Belastungsgrenzen zu thematisieren, sondern in der genau dies gefördert wird: Das wird ja schließlich von den Patientinnen und Patienten auch erwartet. Überlastete Helferinnen und Helfer sollten dann die Möglichkeit haben, für eine begrenzte Zeit bestimmte Aufgaben innerhalb der Organisation abzugeben.

Besonders notwendig ist institutionelle Fürsorge in Berufen mit einem hohen Traumatisierungsrisiko, also unter anderem bei den Rettungsdiensten, bei der Polizei, bei mobilen Kriseninterventionsteams, auf psychiatrischen Aufnahme- oder Akutstationen und beim Militär. Hier wurden unterschiedliche Einsatznachsorgekonzepte entwickelt, deren Wirksamkeit – Stichwort »Debriefing« – zum Teil allerdings nach wie vor umstritten ist (Lasogga & Karutz 2008).

Und was geschieht, wenn diese präventiven Ansätze nicht ausreichen und Helferinnen und Helfer doch Schaden nehmen? In diesem Fall hilft das, was auch ihren Patientinnen und Patienten hilft, nämlich professionelle Hilfe im Rahmen von Supervision, Beratung oder Psychotherapie in Anspruch zu nehmen.

Unverzichtbar ist, dass betroffene Mitarbeiterinnen und Mitarbeiter bei Belastungen bzw. eigener Traumatisierung einen Ansprechpartner in ihren Institutionen haben, dem sie vertrauen können und von dessen Inanspruchnahme keine negativen Folgen (direkte Nachricht an Vorgesetzte, Eintrag in die Personalakte etc.) zu erwarten sind.

Mit Verwundbarkeit umgehen lernen – Schlussbemerkung

Wir leben in einer Zeit, in der dem Thema »Traumatisierung« zunehmend Aufmerksamkeit gewidmet wird. Das ist gut so, denn dieses Thema verdient Aufmerksamkeit. Traumatisierte Patientinnen und Patienten nutzen vielfältige Hilfeangebote und sind damit ein Thema des medizinischen und psychosozialen Hilfesystems insgesamt. Grundlegendes Wissen darüber, was Traumatisierung bedeutet und welche Schwierigkeiten Betroffene und ihr Umfeld zu bewältigen haben, muss deshalb möglichst weit verbreitet sein und kann sich nicht nur auf Spezialistinnen und Spezialisten für Traumatherapie beschränken.

Die therapeutische Aufarbeitung traumatischer Erlebnisse, vor allem aber ihrer Folgen, gehört in das Setting Traumatherapie. Die Natur des Traumas und die daraus resultierende besondere Vulnerabilität dieser Patientengruppe verbieten es, an ihnen »herumzudoktern«. Leider ist aus meiner Sicht das zur Verfügung stehende Behandlungsangebot, vor allem hinsichtlich ambulanter Traumatherapie, noch nicht ausreichend und muss ausgebaut werden. Die langen Wartezeiten auf Therapieplätze bei Traumatherapeuten mit Kassenzulassung sind ein Indiz dafür. Durch Flucht und Vertreibung kommen zusätzliche potenzielle Patientinnen und Patienten ins Hilfesystem, für die entsprechende Kapazitäten zur Verfügung stehen müssen.

Traumatherapie ist aber nur eine Möglichkeit, um traumatisierten Menschen zu helfen. Darüber hinaus gibt es einiges, was alle professionell Tätigen, die mit dieser Patientengruppe arbeiten, tun können: Sie können ihnen offen begegnen und sich bemühen, sie empathisch zu verstehen, sich solidarisch zeigen, ihre Leistungen in der Bewältigung anerkennen, sie als Expertinnen und Experten ihrer eigenen Geschichte würdigen und sie bei der Bewältigung aktueller Schwierigkeiten, die aus ihrer Geschichte resultieren, unterstützen. Einige dieser aktuellen Schwierigkeiten wurden in diesem Buch benannt. Helfende unterstützen dabei im Rahmen ihrer beruflichen Tätigkeit und in ihrer jeweiligen Rolle.

Die Wahrnehmung des Leidens traumatisierter Menschen und die Unterstützung bei der Bewältigung der Folgen ist jedoch nicht allein die Aufgabe professionell Tätiger – sie ist die Aufgabe der Gesellschaft insgesamt. Traumatisierte Personen dürfen deshalb nicht einfach ins medizinisch-therapeutische System »abgeschoben« werden. Sie brauchen ein soziales Umfeld und eine Öffentlichkeit, die sich für sie und ihre Geschichte interessiert. Professionelle Helferinnen und Helfer sind über ihre Rolle hinaus auch ein Teil dieser Gesellschaft und können stellvertretend für diese das Leid und die Leistung der Betroffenen sehen und würdigen. Diese soziale Anerkennung darf traumatisierten Menschen nicht verwehrt werden.

Wir alle können von traumatisierten Patientinnen und Patienten schließlich auch viel lernen: über die Verletzlichkeit der menschlichen Seele, aber auch über ihre Heilungskräfte und Widerstandskraft. Wir lernen dabei exemplarisch auch etwas über uns selbst. Traumatisierte Patientinnen und Patienten bringen uns in Kontakt mit eigenen Grenzen, eigenen Ängsten und eigener Verwundbarkeit. Wenn wir dies wahrnehmen und zulassen, dann können wir an der Arbeit mit traumatisierten Menschen selbst wachsen.

Ausgewählte Literatur

Angenendt, J.; Nyberg. E.; Frommberger, U. (2013): Posttraumatische Belastungsreaktionen bei Verkehrsunfallopfern. In: Maercker, A. (Hg.): Posttraumatische Belastungsstörungen. Heidelberg, S. 509–524.

Antonovsky, A. (1997): Salutogenese. Zur Entmystifizierung der Gesundheit. Tübingen.

AWMF (2011): Leitlinienreport zur S3-Leitlinie Posttraumatische Belastungsstörung. AWMF-Register 051/010.

Baer, U.; Frick-Baer, G. (2010): Wie Traumata in die nächste Generation wirken. Neunkirchen-Vluyn.

Barnow, S.; Lotz, J. (2013): Stabilisierung und Affektregulation. In: Maercker, A. (Hg.): Posttraumatische Belastungsstörungen. Heidelberg, S. 205–222.

Becker-Fischer, M.; Fischer, G. (2014): Sexuelle Übergriffe in der Psychotherapie: Orientierungshilfen für Therapeut und Klientin. Kröning.

Bohus, M. (2019): Borderline-Störung. Göttingen.

Boos, A. (2014): Kognitive Verhaltenstherapie nach chronischer Traumatisierung. Göttingen.

Bradley, R. u. a. (2005): A multidimensional meta-analysis of psychotherapy for PTSD. In: *American Journal of Psychiatry*, 162, S. 214–227.

Breslau, N. u. a. (1998): Trauma and posttraumatic stress disorder in the community. In: *Archives of General Psychiatry*, 55, S. 626–632.

Brisch, K. H. (Hg.) (2022): Trauma und Bindung zwischen den Generationen. Vererbte Wunden und Resilienz in Therapie, Beratung und Prävention. Stuttgart.

Brunet, A. u. a. (2018): Reduction of PTSD symptoms with pre-reactivation Propanolol therapy: A randomised controlled trail. In: *American Journal of Psychiatry*, 175, 5, S. 427–433.

Bundesamt für Bevölkerungsschutz und Katastrophenhilfe BBK (2012): Psychosoziale Notfallversorgung: Qualitätsstandards und Leitlinien Teil I und II. Bonn

Butollo, W.; Hagl, M.; Krüsmann, M. (1999): Kreativität und Destruktion posttraumatischer Bewältigung. Forschungsergebnisse und Thesen zum Leben nach dem Trauma. Stuttgart.

Campbell, J. C. (2002): Health consequences of intimate partner violence. In: *The Lancet*, 359, S. 1331–1336.

Chen, L. P. u. a. (2010): Sexual abuse and lifetime-diagnosis of psychiatric disorders: Systematic review and meta-analysis. In: *Mayo Clinival Proceedings*, 85, 7, S. 618–629.

Cullberg, J. (2008): Krise als Entwicklungschance (Überarbeitung der Ausgabe von 1980). Gießen.

Dilling, H. u. a. (Hg.) (2015): Internationale Klassifikation psychischer Störungen. ICD-10, Kapitel V (F); klinisch-diagnostische Leitlinien. Bern.

Ehlers, A. (2000): Posttraumatische Belastungsstörung. Göttingen.

Eissler, K. R. (1963): Die Ermordung von wievielen seiner Kinder muß ein Mensch symptomfrei ertragen können, um eine normale Konstitution zu haben? In: *Psyche*, 17, 5, S. 241–291.

Falkai, P.; Wittchen, H.-U. (Hg.) (2018): Diagnostisches und statistisches Manual psychischer Störungen DSM 5

Fischer, G.; Riedesser, P. (2009): Lehrbuch der Psychotraumatologie. München.

Flatten, G. u. a. (2004): Posttraumatische Belastungsstörung. Leitlinie und Quellentext. Stuttgart.

Flatten, G. u. a. (2011): S3-Leitlinie Posttraumatische Belastungsstörung. In: *Trauma und Gewalt*, 3, S. 202–210.

Foa, E. B.; Hembree, E. A.; Rothbaum, B.O.; Rausch S. (2019): Prolonged exposure therapy for PTSD: Emotional processing of traumatic experiences. New York.

Fooken, I. (2013): Resilienz und posttraumatische Reifung. In: Maercker, A. (Hg.): Posttraumatische Belastungsstörungen. Heidelberg, S. 71–94.

Frommberger, U. u. a. (2018): Posttraumatische Belastungsstörungen. In: Berger, M. (Hg.): Psychische Erkrankungen. Klinik und Therapie. München, S. 501–517.

Gäbel, U. u. a. (2006): Prävalenz der Posttraumatischen Belastungsstörung (PTBS) und Möglichkeiten der Ermittlung in der Asylverfahrenspraxis. In: *Zeitschrift für klinische Psychologie und Psychotherapie,* 35, 1, S. 12–20.

Grawe, K. (2004): Neuropsychotherapie. Göttingen.

Haenel, F. (2018): Posttraumatische Belastungsstörun – psychiatrisch-psychotherapeutische Behandlung von Folter- und Bürgerkriegsüberlebenden. In: Machleidt, W. u. a. (Hg.): Praxis der interkulturellen Psychiatrie und Psychotherapie. München, S. 381–394.

Hanswille, R.; Kissenbeck, A. (2022): Systemische Traumatherapie. Konzepte und Methoden für die Praxis. Heidelberg.

Hantke, L.; Görges, H.-J. (2012): Handbuch Traumakompetenz. Basiswissen für Therapie, Beratung und Pädagogik. Paderborn.

Hausmann, C. (2003): Handbuch Notfallpsychologie und Traumabewältigung. Wien.

Hembree, E. A. u. a. (2003): Do patients drop out prematurely from exposure therapy for PTSD? In: *Journal of Traumatic Stress*, 16, S. 555–562.

Herman, J. L. (2018): Die Narben der Gewalt. Traumatische Erfahrungen verstehen und überwinden. Paderborn.

Hirsch, M. (2009): Zur zeitgemäßen psychoanalytischen Psychotherapie traumatisierter Patienten. In: Karger, A. (Hg.): Trauma und Wissenschaft. Göttingen, S. 11–28.

Hirsch, M. (2021): Trauma. Gießen

Huber, M. (2020): Trauma und die Folgen. Trauma und Traumabehandlung, Teil 1. Paderborn.

Huber, M. (2023): Wege der Traumabehandlung. Trauma und Traumabehandlung, Teil 2. Paderborn.

Kellermann, N. (2009): Die Kinder der Child Survivors. In: Radebold, H. u. a. (Hg.): Transgenerationale Weitergabe kriegsbelasteter Kindheiten. Weinheim, S. 57–74.

Kessler, R. C. u. a. (1995): Posttraumatic stress disorder in the national comorbidity survey. In: *Archives of General Psychiatry*, 52, S. 1048–1060.

Klosinski, M. u. a. (2022): Handbuch transkulturelle Psychiatrie. Köln

Klups, K.; Sachsse, U. (2018): Traumatisierte auf Station. In: Sachsse, U. (Hg.): Traumazentrierte Psychotherapie. Stuttgart, S. 359–371.

Knaevelsrud, C. (2021): Traumatisierungen. In: Neu, P. (Hg.): Akutpsychiatrie. Stuttgart.

Knaevelsrud, C.; Maercker, A. (2008): Posttraumatische Belastungsstörungen. In: Hermer M.; Röhrle, B. (Hg.): Handbuch therapeutischer Beziehungen. Band 2. Tübingen, S. 933–952.

Korittko, A.; Pleyer, K. H. (2016): Traumatischer Stress in der Familie. Systemtheoretische Lösungswege. Göttingen.

Kraemer, H. (2005): Trauma-Bewältigung. Wege aus der persönlichen Katastrophe. Zürich.

Lasogga, F.; Karutz, H. (2008): Nachsorge. In: Lasogga, F.; Gasch, B. (Hg.): Notfallpsychologie. Heidelberg, S. 171–180.

Leinemann, S. (2010): Der Überfall. In: *Zeit-Magazin*, Nr. 49, 2. Dezember, S. 14–22.

Levine, P. A.; Frederick, A. (1998): Trauma-Heilung. Das Erwachen des Tigers. Essen.
Lindemann, E. (1985): Jenseits von Trauer. Beiträge zur Krisenbewältigung und Krankheitsvorbeugung. Göttingen.
Linehan, M. M. (2008): Dialektisch-Behaviorale Therapie der Borderline-Persönlichkeitsstörung. München.
Lobbestael, J.; Arntz, A.; Bernstein D. P. (2010): Disentangeling the relationship between different types of childhood maltreatment and personality disorders. In: *Journal of Personality Disorders*, 24, 3, S. 285–295.
Maercker, A. (Hg.) (2013): Posttraumatische Belastungsstörungen. Heidelberg.
Maercker, A. u. a. (2004): Behandlung von Posttraumatischen Belastungsstörungen nach Typ-I-Trauma. In: Neudeck, P.; Wittchen, H.-U. (Hg.): Konfrontationstherapie bei seelischen Störungen. Göttingen, S. 335–352.
Maerker, A.; Eberle, D. (2022): Was bringt die ICD 11 im Bereich der trauma- und belastungsbezogenen Diagnosen? In: *Verhaltenstherapie*, 32, S. 62–71
Maercker, A.; Rosner, R. (2006): Psychotherapie der posttraumatischen Belastungsstörungen: Krankheitsmodelle und Therapiepraxis – störungsspezifisch und schulenübergreifend. Stuttgart.
Maragkos, M. (2003): Bindung und posttraumatische Belastungsstörungen. In: Butollo, W.; Hagl, M. (Hg.): Trauma, Selbst und Therapie. Bern.
Margraf, J.; Müller-Spahn, F. J. (Hg.) (2009): Pschyrembel. Psychiatrie, Klinische Psychologie, Psychotherapie. Berlin.
National Institute for Clinical Excellence (2005): Post-traumatic stress disorder. The Management of PTSD in adults and children in primary and secondary care. London.
Nesterko, Y. u. a. (2019): Prevalence of post-traumatic stress disorder, depression and somatisation in recently arrived refugees in Germany: An epidemiological study. In: *Epidemiology and Psychiatric Sciences*, 29, S. e 40.
Nesterko, Y. u. a. (2021): Erfahrungen von sexualisierter Gewalt und psychische Belastungen bei männlichen und weiblichen neuankommenden Geflüchteten in Deutschland. In: *Deutsches Ärzteblatt International*, 118, S. 130 f.
Neuner, F. (2008): Stabilisierung vor Konfrontation in der Traumatherapie – Grundregel oder Mythos? In: *Verhaltenstherapie*, 18, S. 109–118.
Pross, C. (2009): Verletzte Helfer. Stuttgart.

Radebold, H. (2009): Kriegsbedingte Kindheiten und Jugendzeit. In: Radebold, H. u. a. (Hg.): Transgenerationale Weitergabe kriegsbelasteter Kindheiten. Weinheim, S. 45–55 (I), 175–182 (II).

Reddemann, L. (2013): Psychodynamisch-imaginative Traumatherapie (PITT). In: Maercker, A. (Hg.): Posttraumatische Belastungsstörungen. Heidelberg, S. 281–296.

Reddemann, L. (2018): Trauer und Neuorientierung: »Es ist, was es ist.« In: Sachsse, U. (Hg.): Traumazentrierte Psychotherapie. Stuttgart, S. 311–321.

Reddemann, L. (2022): Imagination als heilsame Kraft. Ressourcen und Mitgefühl in der Behandlung von Traumafolgen. Stuttgart.

Reddemann, L. u. a. (2019): Trauma ist nicht alles. Ein Mutmach-Buch für die Arbeit mit Geflüchteten. Stuttgart.

Reddemann, L.; Dehner-Rau, C. (2008): Trauma-Folgen erkennen, überwinden und an ihnen wachsen. Stuttgart.

Resick, P. A. (2003): Stress und Trauma. Grundlagen der Psychotraumatologie. Bern.

Ritter, D. (2019): Grenzbeziehungen. Aspekte der Psychotherapie mit geflüchteten Menschen.Wien

Rosner, R.; Wagner, B. (2013): Komplizierte Trauer. In: Maercker, A. (Hg.): Posttraumatische Belastungsstörungen. Heidelberg, S. 469–484.

Sachsse, U. (2008): Selbstverletzendes Verhalten. Göttingen.

Sachsse, U. (2010): Geleitwort. In: Sack, M. (Hg.): Schonende Traumatherapie. Stuttgart.

Sachsse, U. (2018): Traumazentrierte Psychotherapie. Stuttgart.

Sack, M. (2010): Schonende Traumatherapie. Stuttgart.

Saß, H. u. a. (2003): Diagnostisches und statistisches Manual psychischer Störungen. Textrevision (DSM-IV-TR). Göttingen.

Schäfer, I. u. a. (2019): S3-Leitlinie Posttraumatische Belastungsstörung. Heidelberg.

Schäfer, U. u. a. (2009): Hilfe und Selbsthilfe nach einem Trauma. Ein Ratgeber für seelisch schwer belastete Menschen und ihre Angehörigen. Göttingen.

Seidler, G. H. (2013): Einleitung: Geschichte der Psychotraumatologie. In: Maercker, A. (Hg.): Posttraumatische Belastungsstörungen. Heidelberg, S. 3–12.

Stein, C. (2020): Spannungsfelder der Krisenintervention. Ein Handbuch für die psychosoziale Praxis. Stuttgart.

Tschan, W. (2005): Missbrauchtes Vertrauen. Sexuelle Grenzverletzungen in professionellen Beziehungen – Ursachen und Folgen. Basel

van der Kolk, B. (2005): Developmental trauma disorder. Towards a rational diagnosis for children with complex trauma histories. In: *Psychiatric Annals*, 35, S. 401–408.
van der Kolk, B. u. a. (Hg.) (2000): Traumatic Stress – Grundlagen und Behandlungsansätze. Paderborn.
van der Kolk, B.; Weisaeth, I.; van der Hart, O. (2000): Die Geschichte des Traumas in der Psychiatrie. In: van der Kolk, B. u. a. (Hg.): Traumatic Stress – Grundlagen und Behandlungsansätze. Paderborn, S. 71–94.
Weber, R. (2011): Psychotherapeut und Traumaopfer – Risiken und Ressourcen des intersubjektiven Erlebens von Traumatherapeuten. In: Birck, A. u. a. (Hg.): Das Unsagbare. Die Arbeit mit Traumatisierten im Behandlungszentrum für Folteropfer Berlin. Berlin, S. 199–226.
Weiß, W. (2023): Wer macht die Jana wieder ganz? In: Bausum, J. u. a. (Hg.): Traumapädagogik. Weinheim, S. 14–23.
Wittchen, H.-U. u. a. (1991): Diagnostisches und statistisches Manual psychischer Störungen DSM-III-R. Weinheim.
Wöller, W. (2020): Dissoziation. Gießen.
Wolfersdorf, M.; Etzersdorfer, E. (2022): Suizid und Suizidprävention. Stuttgart.
Zobel, M. (2006): Traumatherapie. Bonn.

Adressen

HILFE BEI DER SUCHE NACH TRAUMATHERAPIE:

Die Deutschsprachige Gesellschaft für Psychotraumatologie (DeGPT) veröffentlicht auf ihrer Homepage Adressen von Traumatherapeutinnen und Traumatherapeuten, sortiert nach Postleitzahlen: **www.degpt.de**.

Die kassenärztlichen Vereinigungen der Bundesländer informieren über das psychotherapeutische Angebot im jeweiligen Bundesland.

Die Psychotherapeutenkammern informieren über das psychotherapeutische Angebot in ihrem Zuständigkeitsbereich.

EMDRIA veröffentlicht auf seiner Homepage Adressen von EMDR-Therapeuten: **www.emdria.de.**

INFORMATIONEN FÜR BETROFFENE UND ANGEHÖRIGE ZU TRAUMA UND TRAUMAFOLGEN:

Informationsblätter für von Traumatisierung Betroffene sowie Tipps für unterstützende Angehörige finden sich auf der Homepage der DeGPT, außerdem Literaturhinweise zum Thema Trauma und PTBS: **www.degpt.de.**

Die Unfallkasse des Landes Berlin stellt auf ihrer Homepage unter dem Titel »Trauma, was nun?« Infomationen zur Verfügung, die Infos für betroffene Erwachsene und deren Angehörige sowie Angehörige von traumatisierten Kindern und Jugendlichen enthalten: **www.unfallkasse-berlin.de**.

INFORMATIONEN FÜR OPFER VON STRAFTATEN UND ZUM OPFERENTSCHÄDIGUNGSGESETZ (OEG):

Informationen für Opfer von Straftaten stellt der »Weiße Ring Deutschland« auf seiner Homepage zur Verfügung, ebenso Informationen zum Opferentschädigungsgesetz: **https://weisser-ring.de/hilfe-fuer-opfer-0**.

Das Bundesministerium für Arbeit und Soziales bietet auf seiner Homepage den Download einer Broschüre für Opfer von Straftaten an, die über das OEG informiert: **www.bmas.de**.

BERATUNG UND UNTERSTÜTZUNG FÜR OPFER VON GEWALTTATEN:

Der »Weiße Ring Deutschland« bietet Erstberatungen für Opfer von Straftaten an und stellt Hilfeschecks für anwaltliche und psychotraumatologische Erstberatungen aus: **www.weisser-ring.de**.

Die »Opferhilfe« berät und unterstützt ebenfalls Opfer von Straftaten, Zeugen sowie Angehörige: **www.opferhilfe-berlin.de**.

Bundesweit ist auf Initiative des Bundesministeriums für Justiz und Verbraucherschutz eine zentrale Informationsplattform für Opferhilfe in Arbeit: **https://www.bundesregierung.de/breg-de/themen/opferhilfe-1596278**

TRAUMAAMBULANZEN:

Traumaambulanzen werden inzwischen in mehreren Bundesländern betrieben und stellen für einen begrenzten Zeitraum medizinische und psychotherapeutische Behandlung von Menschen nach dem OEG bereit. Die Berliner Traumaambulanzen für Erwachsene sind zu erreichen unter **030-23111880** bzw. **030-54727887**.

Die Traumaambulanz für Kinder und Jugendliche in Berlin hat die Rufnummer **030-450566229**. **www.berlin.de.**

HILFE BEI ERLEBTER SEXUELLER GEWALT:

Hilfe für Frauen nach Vergewaltigung, sexuellen Übergriffen und sexueller Belästigung (unabhängig davon, wie lange der Vorfall zurückliegt) bietet LARA in Berlin; auf der Homepage finden sich darüber hinaus Links zu anderen Beratungseinrichtungen und zum gesetzlichen Hintergrund der Hilfen: **www.lara-berlin.de**.

Mädchen und Frauen, die Opfer sexueller Gewalt als Mädchen wurden bzw. dies vermuten, berät bundesweit »Wildwasser«: **www.wildwasser-berlin.de**.

Männer, die als Jungen Opfer sexueller Gewalt wurden, berät »Tauwetter« – auf der Homepage finden sich Links zu anderen Beratungsstellen im Bundesgebiet: **www.tauwetter.de**.

Bundesweite Hilfsangebote für Betroffene von sexueller Gewalt in Kindheit und Jugend sind zu finden auf der Homepage der »Unabhängigen Beautragten für Fragen des sexuellen Kindesmissbrauchs«: **beauftragte-missbrauch.de.**

HILFE FÜR BETROFFENE HÄUSLICHER GEWALT:

Das Bundesamt für Familie und zivilgesellschaftliche Aufgaben betreibt ein bundesweites Hilfetelefon für von Gewalt betroffene Frauen: **08000-116016**.

HILFE FÜR BETROFFENE VON TERRORANSCHLÄGEN UND GROSSSCHADENSEREIGNISSE IN BERLIN:

Zentrale Anlaufstelle für Betroffene von Terroranschlägen und Großschadensereignissen und deren Angehörige: **www.berlin.de/zentrale-anlaufstelle**.

Das Bundesamt für Bevölkerungsschutz und Katastrophenhilfe stellt auf seiner Homepage eine Handreichung zum Sprechen mit Kindern und Jugendlichen über Terroranschläge zur Verfügung: **www.bbk.bund.de**.

HILFE BEI ERLEBTER POLITISCHER VERFOLGUNG, FOLTER UND TRAUMATISIERUNG:

Menschen, die in der SED-Diktatur politisch verfolgt wurden, bietet »Gegenwind« psychosoziale und psychotherapeutische Unterstützung beim Umgang mit den Folgen psychischer Traumatisierung: **www.beratungsstelle-gegenwind.de**.

Das »Zentrum Überleben« in Berlin behandelt und unterstützt Menschen, die Opfer von Folter und Kriegshandlungen wurden: **www.ueberleben.org**.

Psychosoziale und psychotherapeutische Hilfen für traumatisierte Menschen mit Fluchthintergrund und Überlebende von Folter bietet »Xenion« in Berlin: **www.xenion.org**.

Weitere Adressen von bundesweiten Behandlungszentren bzw. psychosozialen Zentren für Geflüchtete und Folteropfer: **www.baff-zentren.org**.

KRISENDIENSTE (HILFE NACH AKUTER TRAUMATISIERUNG, KRISENINTERVENTION UND BERATUNG):

Der Berliner Krisendienst ist zu erreichen unter den Rufnummern **030-39063-10 (-20, -30 … -90)**: **www.berliner-krisendienst.de**.

Bundesweit sind Krisendienste zu finden über die Suchmaske der Stiftung deutsche Depressionshilfe und Suizidprävention: **www.deutsche-depressionshilfe.de**.

ÖSTERREICH:

Das Österreichische Netzwerk für Traumatherapie stellt auf seiner Homepage eine Liste von Traumatherapeutinnen und Traumatherapeuten zur Verfügung: **www.oent.at**.

Weitere traumatherapeutische Behandlungsstellen finden sich auf der Homepage des Öffentlichen Gesundheitsportals Österreich: **www.gesundheit.gv.at**.

Onlineberatung für Frauen und Mädchen, die von Gewalt betroffen sind: **www.haltdergewalt.at**.

Das Kriseninterventionszentrum Wien listet auf seiner Homepage Beratungsangebote für Österreich: **www.kriseninterventionszentrum.at**.

SCHWEIZ:

Traumatherapeutinnen und Traumatherapeuten sind zu finden über das Portal **www.local.ch** oder über **www.traumatherapie-emdr.ch**.

Die Beratungsstelle für Frauen gegen Gewalt in Ehe ind Partnerschaft betreibt eine Hilfetelefon: Tel. **044-2789999**.

Die Oferhilfe Schweiz listet auf ihrer Homepage Angebote für Opfer von häuslicher, körperlicher, sexueller Gewalt und Straftaten: **www.opferhilfe-schweiz.ch**.

Kriseninterventionszentren und weitere Hilfeangebote sind zu finden unter **www.zuepp.ch**.